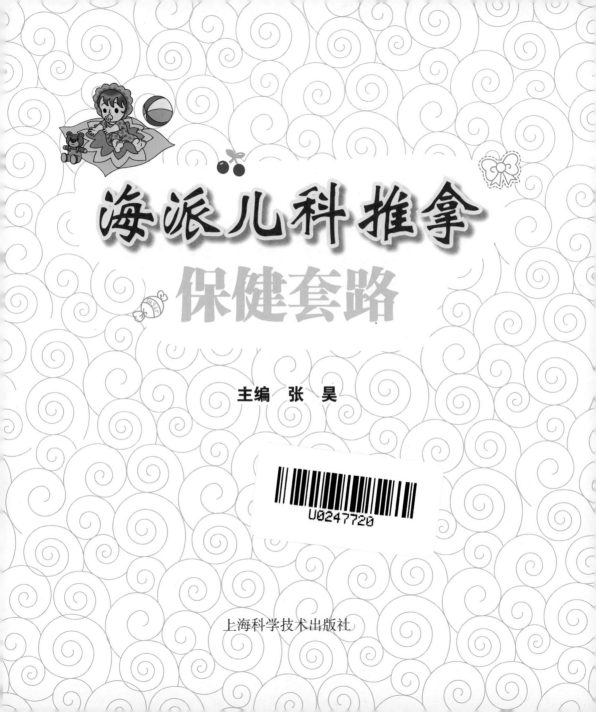

海派儿科推拿
保健套路

主编 张 昊

U0247720

上海科学技术出版社

图书在版编目 (CIP) 数据

海派儿科推拿: 保健套路/张昊主编. —上海: 上海科学技术出版社, 2019.1
ISBN 978-7-5478-3636-1

Ⅰ.①海… Ⅱ.①张… Ⅲ.①小儿疾病—按摩疗法（中医）②婴幼儿—保健操 Ⅳ.① R244.1 ② R174

中国版本图书馆 CIP 数据核字（2017）第 160465 号

本书得到上海市进一步加快中医药事业发展三年行动计划（2014 年 –2016 年）"中医药文化平台建设项目——岳阳医院中医药文化宣传教育基地"项目（编码 ZY3-WHJS-1-1014）和上海市科学技术委员会"听岳阳人讲中医药文化"项目（编码 16DZ2346200）的资助。

海派儿科推拿: 保健套路

主编 张 昊

上海世纪出版（集团）有限公司
上海科学技术出版社　　出版、发行
（上海钦州南路 71 号　邮政编码 200235　www.sstp.cn）
浙江新华印刷技术有限公司印刷
开本 787×1092　1/24　印张 $5\frac{1}{3}$
字数 80 千字
2019 年 1 月第 1 版　2019 年 1 月第 1 次印刷
ISBN 978-7-5478-3636-1/R·1399
定价: 25.00 元

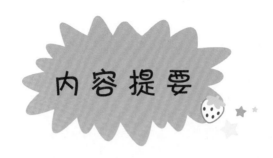

内容提要

　　海派儿科推拿保健套路既能保健防病，又能增进亲子交流，何乐而不为？但在日常生活中，应怎样针对不同的情况选择海派推拿保健套路呢？

　　本书从小儿的体质、年龄及推拿的重点部位等方面出发，详细介绍海派儿科推拿保健套路，分类清晰、重点突出，能让读者精确掌握小儿保健推拿按摩的侧重点，并选择合适的保健推拿套路。可供家有宝宝的家长参考选用。

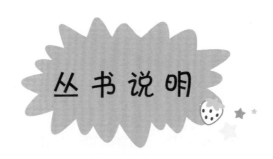

丛书说明

　　2015年，诺贝尔生理学或医学奖授予中国科学家屠呦呦研究员，以表彰她对青蒿素的发现所做出的贡献。屠研究员在瑞典领奖时演讲的主题是"青蒿素：中医药给世界的一份礼物"，这份演讲报告便是一种"文化自信"的表现，是我们向世界传递声音、输出中国上下五千年的知识与文化的标志，是中国的骄傲。通过许多研究团队的努力，我们相信传统中医药能够献给世界的礼物绝不仅中药这一种，还有许多中医疗法都值得深入研究和挖掘，这其中就包括中医儿科推拿。

　　儿科推拿是在中医推拿学和儿科学的基础上发展和形成的，而海派儿科推拿则是发生、发展在上海这一特定地域的中医儿科推拿流派。海派儿科推拿以小儿推拿和一指禅推拿为实质内涵，因具有海派文化和海派中医的特色而冠以"海派"之名；而上海地域具有海纳百川、融汇百家、兼收并蓄、扬长补短的人文精神和学术风格，广泛吸取全国各学术流派的临床经验和学术思想，不计较门户之见，使得"海派"有了更多外延与内涵。

海派儿科推拿具有易学、易掌握的特点，只要用心学习、勤加练习，就可以熟练掌握。此外，还有方便易行的特点，不受场地、时间的严格限制，是一种可操作性很强的绿色疗法。编写这套丛书，正是想将"海派儿科推拿"这个十分有特色又十分实用的保健防病技能及其所蕴含的丰厚文化底蕴传播给大众。爸爸妈妈甚至爷爷奶奶、外公外婆，能够在生活中随时为家中小宝贝保健护理，为宝贝的健康保驾护航，是一件多么让人振奋的事情！

希望各位读者能够通过本套丛书，对"海派儿科推拿"有一个相对全面的认识，能够爱上海派儿科推拿并成为海派儿科推拿的学习者和宣传者，让更多人从中获益。也希望能吸引更多有识之士，尤其是年轻人加入到海派儿科推拿这支队伍中来，为儿童卫生保健和医疗事业做出贡献。

金义成　孙武权

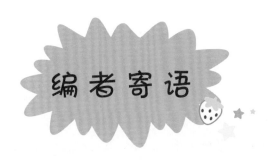

编者寄语

　　海派儿科推拿作为一种儿科学和推拿学有机结合的交叉医学学科，其"简、便、验"的特点很好地顺应了快节奏的现代社会生活。通过普及海派儿科推拿知识，使"宝妈们"能随时随地对宝宝进行适宜的推拿保健，有利于在一定程度上缓解儿科就诊难的困境。然而，这毕竟是一门成熟的医学学科，如何使初学者和家长朋友们厘清脉络并快速入门，是普及和推广海派儿科推拿需要重点解决的问题。早在20世纪80年代，众多海派儿科推拿专家就注意到这个问题，并且将有关小儿保健方法编成保健操加以推广，进行了有益的探索。本书旨在为广大海派儿科推拿爱好者提供"大道至简"的快速入门方法，希望每个家庭都能拥有海派儿科推拿保健的基本技能。

　　"大道至简"，是将复杂的知识体系通俗化。体质辨证本是中医辨证论治的至臻大道，本书以小儿常见的"肺""脾""肾"相关病证，结合"寒热虚实"的简单辨别，为学习者列举出小儿最易出现的体质问题。这种概述方法也契合明代儿科名医万全所提出的小儿"肝常有余，脾常不足，心常有余，肺常不足，肾常虚"、小儿"脏腑柔弱，易虚易实，易寒易热"的体质辨证特点。

与小儿的体质辨证相比，小儿身体部位的损伤和不足则更为显见。因此，不妨以"症"代替"证"从身体局部症状入手，讲讲防护的重点与海派儿科推拿的防治方法。受篇幅所限及初学安全性的考虑，本册涵盖的身体局部问题非常有限，但成文所述点点皆是临床所常见、医者之经验。

此外，在小儿生长发育的过程中，不同年龄段出现的健康问题也会不同，保健上需各有侧重。编者结合小儿在不同年龄和生活环境下可能出现的问题，从临床实践中撷取一二放入本书中进行探讨，为读者提供小儿推拿的应对方案。

最后，感谢在本书编写中给予笔者帮助的各位专家前辈，感谢海派儿科推拿团队的大力支持！限于初版且编写时间仓促，或有不足，敬希教正！

张 昊

（声明：本书儿童模特的肖像已获其监护人授权同意使用）

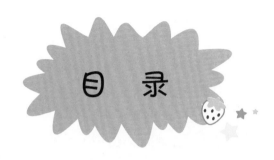

目　录

壹

顺应体质做推拿

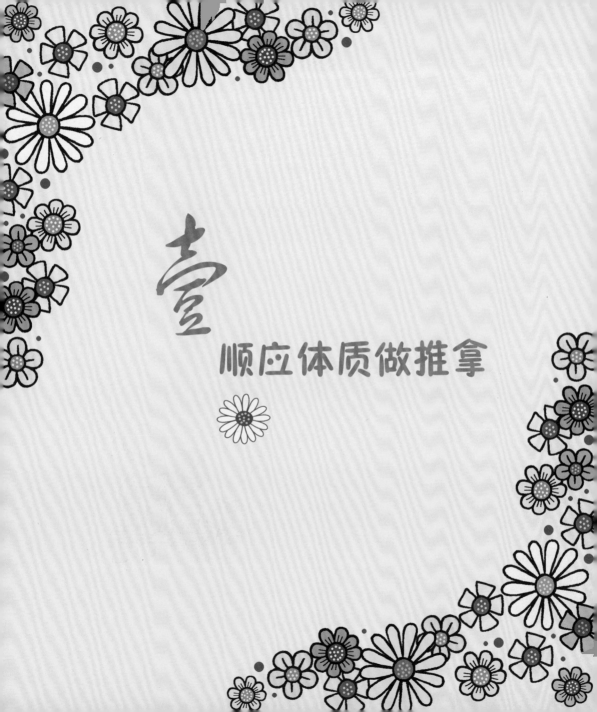

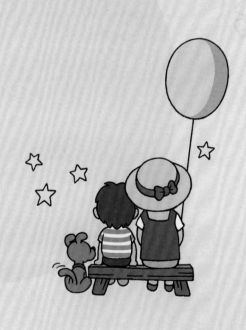

小·儿体质特点

中医儿科学有着数千年的历史，是中华民族在长期的生产与生活实践中对认识小儿生命、维护健康、战胜疾病的宝贵经验总结，这些经验经过代代流传和积累，形成了独特的理论体系。其中，将平时的身体状态称为体质，将疾病时的身体状态称为病证。海派儿科推拿之所以被称为儿科推拿，离不开医生对小儿体质和病证的了解。

多年来，海派儿科推拿医生已达成共识，"不辨证则无治疗"，也就是不搞清楚小儿在推拿前所处的体质和病证状态，不可盲目使用治疗方法。作为家长，了解一些小儿的体质和病证状态知识，在施用海派儿科保健推拿手法时则能更加从容，达到事半功倍的效果。

中医学把人体内的重要脏器分为脏和腑两大类，脏和腑是根据内脏器官的功能不同而加以区分的。脏包括心、肝、脾、肺、肾五个器官（五脏），主要指胸腹腔中内部组织充实的一些器官，它们的共同功能是贮藏精气（精气是指能充养脏腑、维持生命活动不可缺少的营养物质）。腑包括胆、胃、大肠、小肠、膀胱、三焦六个器官（六腑），大多是指胸腹腔内一些中空有腔的器官，它们具有消化食物、吸收营养、排泄糟粕的功能。除此之外，还有"奇恒之腑"，指的是在五脏六腑之外,生理功能不同于一般腑的一类器官,包括脑、髓、骨、脉、胆、女子胞(子宫)等。应当指出的是,中医学里的脏腑,除了指解剖的实质脏器外,更重要的是对人体生理功能和病理变化的概括。因此,它们虽大多与现代医学里的脏器名称相同,但其概念、功能却不完全一致,所以不能把两者完全等同。

小儿的体质有哪些呢?海派儿科推拿总结了三大体质,也就是"肺常不足""脾常不足""肾常不足"。这里说到的肺、脾、肾也是中医学认为五脏中最重要的三个脏器。

肺,古人将其比为"华盖",也就是古代帝王专车的车盖,这个车盖不牢靠,或者索性掀掉车盖子变敞篷车,那车动起来后,脏东西就很容易落进车里了。小宝宝的"华盖"恰恰就不怎么牢靠,因此比较容易出现一系列健康问题。

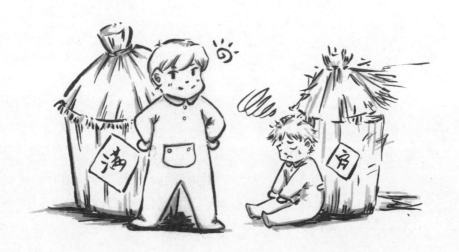

脾，古人将其比为"仓廪"，也就是大粮仓的意思。脾这个"大粮仓"负责向身体输送营养，顺便还走了"水路"将身体里的液体进行了合理的分配。小宝宝身体长得快，有时候就容易出现营养和液体输送不及时的情况，这就会直接影响小儿的生长发育。

肾，古人称为"作强"，作强是指藏住精微物质，并运用精微物质使人精力充沛。肾中精微物质累积到一定时间和一定量的时候还能产生生殖等生理功能。肾藏精微物质就好比小宝宝藏压岁钱，收压岁钱的过程总是让人精神抖擞，因为10元、10元的累加能兑换100元的玩具，再多累加一些就能买一个更大的玩具。但小宝宝规划能力不强，压岁钱藏不住也累积不起来，不能顺利得到想要的玩具，这时就容易出现不安、悲伤等不良状态。精微物质就好比前面所说的压岁钱，合理累积和应用精微物质的工作由肾负责，一旦精微物质使用得不合理，精神欠佳、发育迟缓等一系列肾不足的表现就特别容易出现。

此外，相对于脾、肺、肾的不足，小儿五脏中肝、心两脏却常表现出相对的过剩，这种过剩的状态也是疾病状态，例如小儿生病时表现出的烦躁情绪，就是肝火旺、心火旺的表现；小儿哭闹、夜间容易惊醒，也和肝、心相对过剩有关。因此，临床上清肝、清心的手法常与补肺、脾、肾的手法联合应用，而补肝手法基本不操作，补心手法也只在特定情况下应用。

　　除了三大体质外，小儿身上还容易出现两大病证，即热证和寒证。小儿身体寒热情况的辨别需要家长朋友们充分掌握，因为它在中医儿科诊断中非常重要。

　　举个例子，在解释什么是小儿的寒热时，笔者常在黑板上画两个大圈，一个归为热，另一个归为寒，并让大家把日常小儿身上的症状分类写入寒、热两个大圈中，一般可将小儿日常的基本症状都概括进去。当然，还有一部分寒热夹杂的情况，这种病程变化中的特殊情况需要去门诊请医生用经验判断，故没有概括在这两个范围内。

热证症状

体温升高、面赤、喜食冷物、食热性食物后易造成便秘、口渴、大汗后皮肤不凉、皮肤干燥、两颧发红、夜间烦躁啼哭、流黄脓鼻涕或咳黄痰、手脚心发烫、小创口易化脓

寒证症状

皮肤发凉、面色苍白、喜温畏寒冷、食凉性食物后易呕吐腹泻、流清水鼻涕或咳清痰、手足冷、小创口不易愈合

有了这些基础知识，相信各位家长朋友对小儿的身体状态已有一定了解，接下来要解决的是"出现不同体质状态时如何推拿"。儿科推拿手法的操作有两个要素，其一是手法的形态和操作部位，其二是手法的使用频率。保健推拿手法和治疗手法在操作次数和时长上是有显著差别的，因此本书将特别介绍针对小儿体质的保健手法的操作次数和频率，希望家长朋友们能准确掌握。

推拿小贴士

手法操作次数和频率

1. 所有手法操作次数均为 8 的倍数，形成 1 个八拍至 8 个八拍的操作节奏。

2. 操作频率分为快（每分钟 200~300 次）、中（每分钟 120~160 次）、慢（每分钟 60~100 次）和无要求 4 种类型。

"肺常不足"怎么推

　　肺很娇嫩，小儿的肺则更嫩，娇嫩的肺常常表现出抵御外邪能力差、适应外界气候变化能力弱等。中医学认为，肺在上部连接着口鼻，又和皮肤毛孔密切相关，因此外部的邪气很容易从口鼻部和皮肤毛孔进入，从而出现鼻塞、流涕、咳嗽等症状，严重时更会诱发哮喘、肺炎等严重呼吸系统疾病。现有的统计资料表明，小儿常见病中，呼吸系统急性感染（肺感外邪）占很大比例。

　　本节介绍的保健套路，就具有保护呼吸系统、保护肺脏的功用。

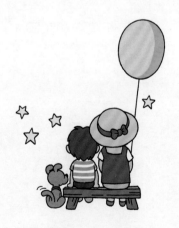

保健套路

1. 开天门：64 次，8×8 拍，中速（图 1-1）。

2. 推坎宫：64 次，8×8 拍，中速（图 1-2）。

3. 揉太阳：64 次，8×8 拍，快速（图 1-3）。

4. 揉迎香：64 次，8×8 拍，快速（图 1-4）。

5. 揉合谷：16 次，2×8 拍（双侧合谷操作，左右共 32 次），中速（图 1-5）。

6. 揉天突：64 次，8×8 拍，快速（图 1-6）。

扫我看视频

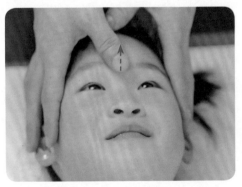

图 1-1　开天门

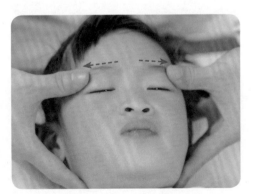

图 1-2　推坎宫

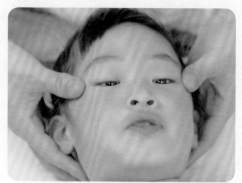

图 1-3　揉太阳

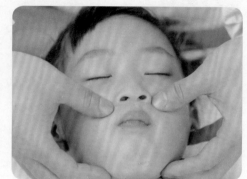

图 1-4　揉迎香

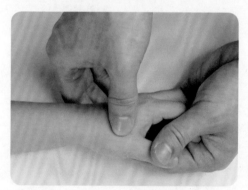

图 1-5　揉合谷

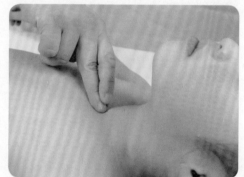

图 1-6　揉天突

7. 擦胸骨：来回为一次，32 次，4×8 拍，慢速（图 1-7）。

8. 擦脊：来回为一次，64 次，8×8 拍，中速（图 1-8）。

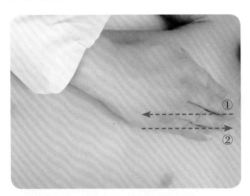

图 1-7　擦胸骨

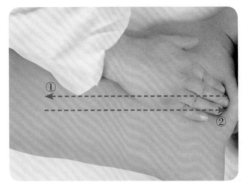

图 1-8　擦脊

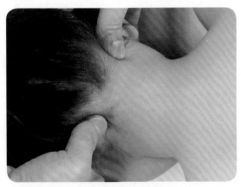

图 1-9　揉风池

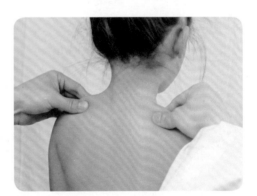

图 1-10　拿捏肩井

9. 揉风池: 64 次，8×8 拍，中速（图 1-9）。

10. 拿捏肩井: 64 次，8×8 拍，中速（图 1-10）。

推拿小贴士

线状穴部推拿要全覆盖

很多宝妈宝爸们在操作开天门、推坎宫等线状穴部时，常常出现推拿的部位没有全覆盖、手法的力度不均匀等情况，不是操作距离短了，就是力度上先重后轻，希望宝妈宝爸们反复操练。

记得"人体同身寸"的概念，取穴才能完整

人体穴位（部）的定位常使用"寸"为单位，这里的"寸"是指人体同身寸，也就是用自己的身体尺寸来确定自己身体上的 1 寸。例如，宝宝大拇指的横宽是宝宝的 1 寸；宝宝除拇指外的四指并拢，四指横宽为宝宝的 3 寸。在取穴时，一定要用宝宝自己的身寸来确定穴位（部）的位置。

✻✻✻ "脾常不足" 怎么推

前面说过，脾是个大"粮仓"，宝宝的"粮仓"常会出现以下三种不适。

第一种："粮仓"建设得不完善，储藏条件跟不上，久而久之，"粮仓"就无法储存粮食了。也就是小儿在添加各种辅食阶段，脾胃功能不足，出现便秘、腹泻、呕吐、粪便酸腐且含有大量未消化食物等情况。

第二种："粮仓"中粮食滞纳送不出去，而身体其他部位又很需要"粮食"，"粮食"供不应求。这常见于一些小宝宝稍微吃一些东西就吃不下，甚至是"食入则吐"，时间久了会造成小儿的营养不良，出现皮肤干瘪、肢体瘦小，甚至会影响小儿的思维和运动能力，这些表现统称为"疳积"。现代都市儿童因为饮食和医疗条件较好，疳积的发病率在下降，临床上见到的疳积儿童往往脾胃不足，饮食量少未引起足够的重视，家长又不太了解小儿正常体重范围，等出现明显的消瘦貌（体型和神态）才想起就医。

第三种："粮仓"大小有限，却容纳了大量的"粮食"，如果吃了过量的食物，各种感觉都不好了。这常表现为脾胃功能亢进，大量食入高热量、高脂肪食物，其结果是小儿不往"高处"长，而往"横向"长，出现身高不高，骨骼、关节及心肺功能负担很重的肥胖宝宝。

下面的健脾助运保健套路能改善上述三种不适状况。

保健套路

1. 揉中脘：64 次，8×8 拍，快速（图 1-11）。

2. 揉脐：64 次，8×8 拍，慢速（图 1-12）。

3. 揉丹田：64 次，8×8 拍，中速（图 1-13）。

4. 摩腹：64 次，8×8 拍，慢速（图 1-14）。

5. 按揉足三里：64 次，8×8 拍，中速（双侧按揉，左右足各 32 次）（图 1-15）。

6. 捏脊：3 遍，使皮肤微微发红（图 1-16）。

7. 揉脾俞：64 次，8×8 拍，快速（图 1-17）。

8. 揉胃俞：64 次，8×8 拍，快速（图 1-18）。

扫我看视频

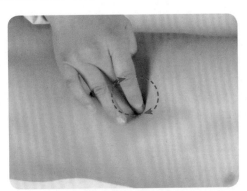

图 1-11　揉中脘

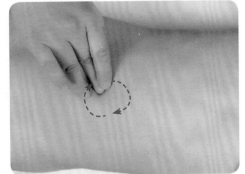

图 1-12　揉脐

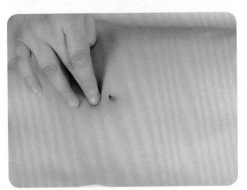

图 1-13　揉丹田

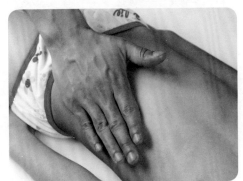

图 1-14　摩腹

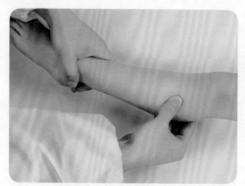

图 1-15 按揉足三里

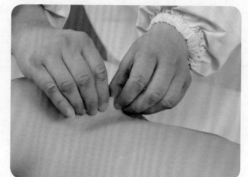

图 1-16 捏脊

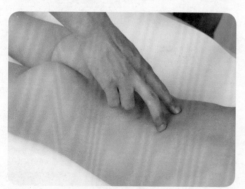

图 1-17 揉脾俞

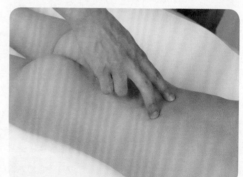

图 1-18 揉胃俞

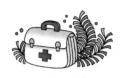

医学知识小提示

小儿正常体重的估算

　　1~6个月：体重（千克）＝出生体重＋月龄×0.7；7~12个月：体重（千克）=6+ 月龄×0.25；2~12岁：体重（千克）＝年龄×2+8。

　　注：出生体重平均为 3 千克，出生后 3~4 个月时体重约为出生时的 2 倍。1 岁时约为 3 倍，2 岁时约为 4 倍。

小儿正常身高的估算

　　出生时约为 50 厘米，半岁时约为 65 厘米；1 岁时约为 75 厘米；2 岁时约为 87 厘米；2~12 岁时，身高（厘米）＝年龄×7+70（或 75）。

　　注：身高低于正常的 30% 即为异常。

摩腹通便的方向与胃肠道结构有关

小儿对食物的吸收至排泄的过程由口腔、咽、食管、胃、小肠（十二指肠、空肠、回肠）和大肠（盲肠、结肠、直肠）依次进行，其方向为：向下－向左－向上－向右－向下－向左－向下，也正是顺时针的方向。因此，在使用摩腹手法促进胃肠道对食物的吸收时，也需要沿顺时针方向操作，顺应食物吸收、排泄的整个过程。

体质偏热怎么推

解热是一项系统工程，作为保健预防，体内各个地方的热（如咳嗽、气喘、流脓涕、咯脓痰、口气重时的肺热；大便酸臭、腹胀腹痛、便秘、呕吐时的胃热；面红目赤、烦躁不安、手足心热的心火；脾气暴躁、喜哭闹的肝火等）都需要有对应的穴部和推拿方法加以干预。

保健套路

清肺热

1. 开天门：64 次，8×8 拍，中速（图 1–19）。

2. 推坎宫：64 次，8×8 拍，中速（图 1–20）。

3. 清肺经：64 次，8×8 拍，快速（图 1–21）。

4. 清天河水：64 次，8×8 拍，中速（图 1–22）。

5. 退六腑：64 次，8×8 拍，中速（图 1–23）。

6. 按揉曲池：64 次，8×8 拍，快速（图 1–24）。

 扫我看视频

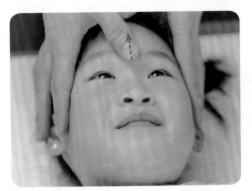

图 1–19　开天门

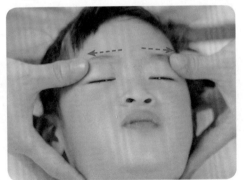

图 1–20　推坎宫

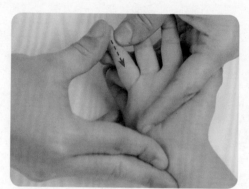

图 1-21　清肺经

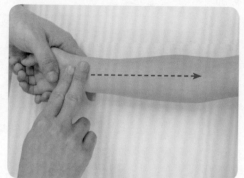

图 1-22　清天河水

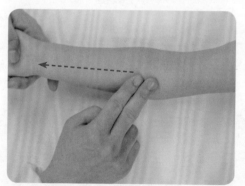

图 1-23　退六腑

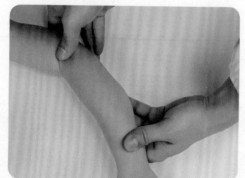

图 1-24　按揉曲池

清胃热

1. 清胃经：64 次，8×8 拍，快速（图 1-25）。

2. 清小肠：64 次，8×8 拍，快速（图 1-26）。

3. 清天河水：64 次，8×8 拍，中速（图 1-27）。

4. 退六腑：64 次，8×8 拍，中速（图 1-28）。

5. 分推腹阴阳：64 次，8×8 拍，中速（图 1-29）。

扫我看视频

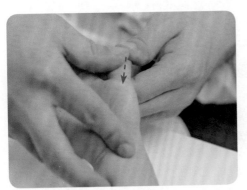

图 1-25　清胃经

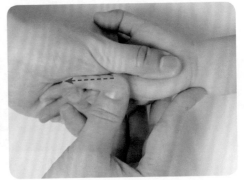

图 1-26　清小肠

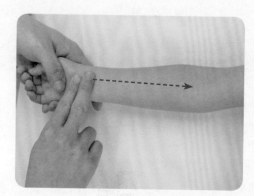

图 1-27 清天河水

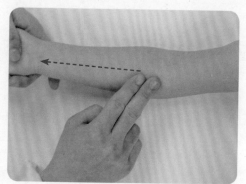

图 1-28 退六腑

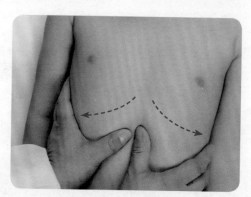

图 1-29 分推腹阴阳

清心火

1. 清心经：64 次，8×8 拍，快速（图 1-30）。

2. 清小肠：64 次，8×8 拍，快速（图 1-31）。

3. 清天河水：64 次，8×8 拍，中速（图 1-32）。

4. 打马过天河：32 次，4×8 拍（1 个八拍 1 遍），慢速（图 1-33）。

5. 招精宁（对因心火旺而易惊恐的小儿加用此穴位）：64 次，8×8 拍，快速（图 1-34）。

6. 揉涌泉：32 次，4×8 拍，中速（图 1-35）。

 扫我看视频

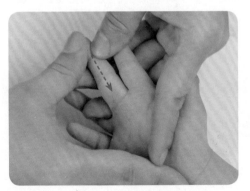

图 1-30　清心经

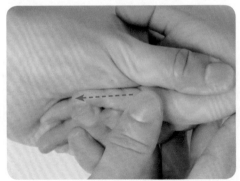

图 1-31　清小肠

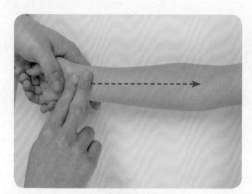

图 1-32　清天河水

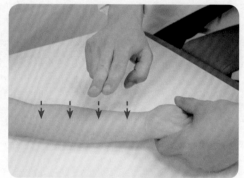

图 1-33　打马过天河

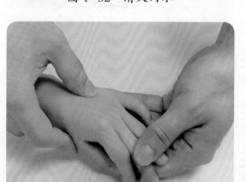

图 1-34　掐精宁

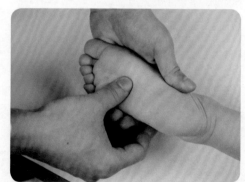

图 1-35　揉涌泉

清肝火

1. 清肝经：64 次，8×8 拍，快速（图 1–36）。

2. 揉小天心：64 次，8×8 拍，快速（图 1–37）。

3. 清天河水：64 次，8×8 拍，中速（图 1–38）。

4. 打马过天河：32 次，4×8 拍（1 个八拍 1 遍），慢速（图 1–39）。

5. 揉涌泉：32 次，4×8 拍，中速（图 1–40）。

扫我看视频

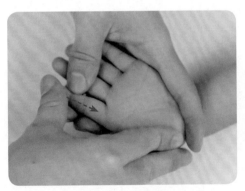

图 1–36　清肝经

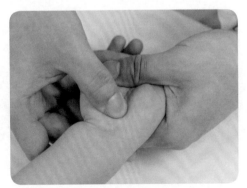

图 1–37　揉小天心

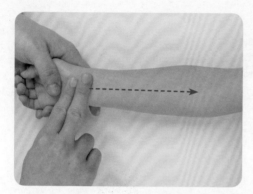

图 1-38　清天河水

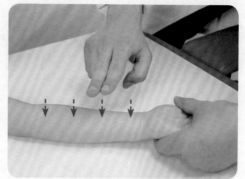

图 1-39　打马过天河

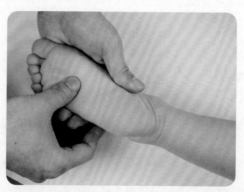

图 1-40　揉涌泉

体质偏寒怎么推

　　小儿为纯阳之体，天生的寒性体质并不多见，往往是在早产、非母乳喂养的小儿中出现脾虚、肾虚等脏腑虚损的情况，或者长期饮食、生活条件不当造成气血不足。所谓虚寒，即因虚致寒。这就好比想让屋子暖和需要生火，生火需要柴，若小儿是一间屋子，屋子寒冷的原因不是屋子本身开着冷空调，而是因为没有柴点火，就相对寒冷起来了。

　　小儿体质偏寒时会出现感冒、流清水鼻涕、鼻塞过敏、易出虚汗、汗后皮肤发凉、手脚发凉、冬季更容易生冻疮等情况。要缓解寒的症状，需要"添柴"，小儿的这堆"柴"称为肾火或命门之火。推拿便是通过刺激督脉、肾经、肾俞、足三里等经脉和穴位（部）来补肾火或命门之火。

保健套路

1. 补肾经：64 次，8×8 拍，快速（图 1-41）。

2. 揉外劳宫：64 次，8×8 拍，快速（图 1-42）。

3. 推三关：64 次，8×8 拍，中速（图 1-43）。

4. 擦脊：上下一来回为 1 遍，共 5 遍（图 1-44）。

5. 横擦肾俞（沿第二腰椎棘突下命门及两侧肾俞，以擦热为度）左右一来回为 1 遍，共 5 遍（图 1-45）。

6. 揉足三里：64 次，8×8 拍，快速（图 1-46）。

扫我看视频

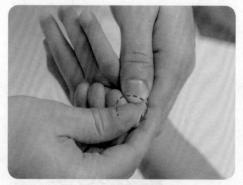

图 1-41　补肾经

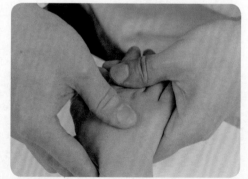

图 1-42　揉外劳宫

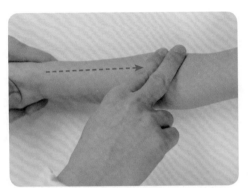

图 1-43　推三关

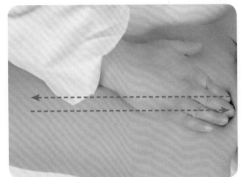

图 1-44　擦脊

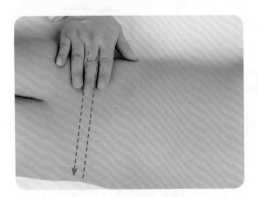

图 1-45　横擦肾俞

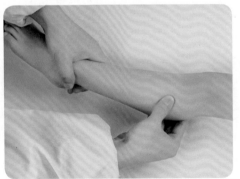

图 1-46　揉足三里

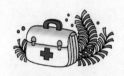

医学知识小提示

　　小儿身体状况变化迅速，由热转寒、由寒转热均可在很短的时间内发生。因此，对寒热的症状判断尤为重要，若辨析不清，更安全可靠的方法是辨明心、肝、脾、肺、肾脏虚损的情况，有针对性地予以保健推拿。

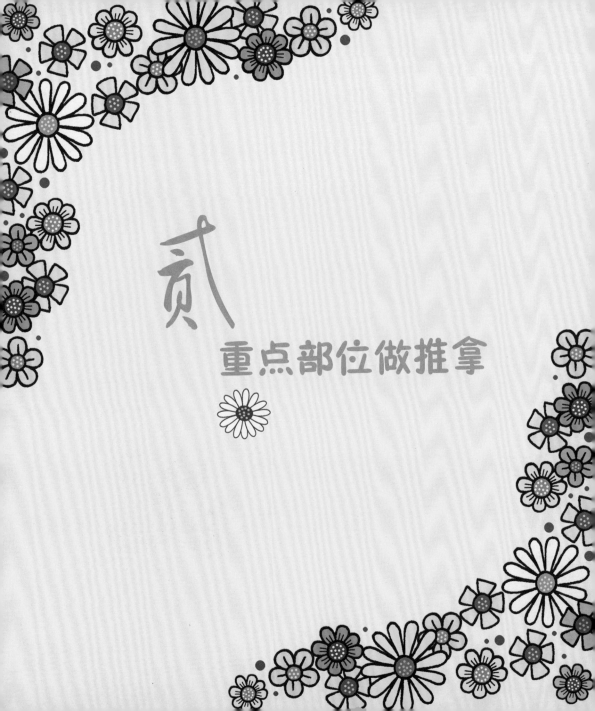

贰

重点部位做推拿

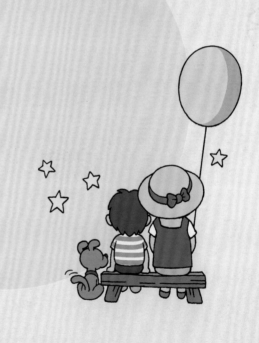

小·儿机体发育的几大特点及重点推拿部位

　　小儿的机体发育是一个连续的过程，但这一生长发育过程不是等速进行的，可分为几个阶段，每个阶段之间又是相互联系、相辅相成的，前一阶段为后一阶段奠定基础，后一阶段是前一阶段的必然趋势。可以这么说，小儿的整个生长发育过程好比一只优质的股票，从长期来看，保持持续上涨的趋势，但也不是每天都是涨停板。拿小儿的体重和身高来说，存在两个上涨高峰，一个在出生后的第一年，另一个则出现在青春期。

　　如果把各器官、脏器的生长发育区分开来，我们会发现各个器官、脏器之间的发育速度也是不一样的，它们之间遵循一定的规律。发育最早的是神经系统，也是小儿发育最快的一个系统（小儿推拿特定穴好多都在神经末梢）；发育最晚的是生殖系统；心、肝、肺、肾、肌肉等脏器和系统的发育速度基本和体格成长相平行。

歌　诀:

一哭二笑三发声，

四咿五呀六爸妈；

七八模仿九会意，

一岁娃娃会说话。

（前三句是以月为单位）

小儿机体发育遵循的一般规律为：

由上而下（先抬头，再抬胸；先会坐，再会立，而后会行走）；由粗糙到精细；由简单到复杂。

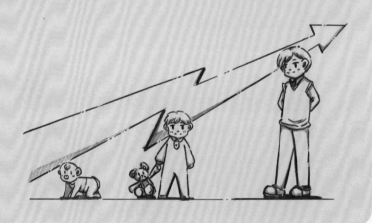

总体来说，小儿的机体发育规律是由低级到高级，先会看、听、感觉事物、认识事物，再进一步发展到能独立思考、有自主意识。因此，一开始的感知很重要。小宝宝们是如何感知这个世界的呢？当然是通过眼睛看，通过鼻子闻，通过嘴巴尝，通过小手摸。正如前面所提到的，前阶段生长发育是为后阶段生长发育奠定基础。因此，让小宝宝拥有明亮的眼睛、灵敏的鼻子、甜甜的小嘴和灵活的手脚是小儿心智发育的基础。那如何用易于操作的海派儿科推拿方法保护这几个重点部位呢？

育儿小贴士

小儿发育有先后，与其他宝宝有一两个月的差别，不必过度担忧。

每个宝宝都是独一无二的个体，虽然小儿机体发育存在许多共性，但是由于先天遗传以及后天环境的差异，个体发育不可能完全一致。宝爸宝妈也不用过分担心。有些孩子先开口说话，后学会走路，有些则刚好相反；有些天性活泼好动，有些安静内向文雅；有些小孩不惧怕陌生人，有些则比较难以接近。每个人的成长有自己的道路。虽然小儿生长发育有一定的正常范围，但正常值也不是绝对的，评价时必须考虑个体的不同影响因素，才能做出正确的判断。

小·儿眼部保健推拿

当宝宝呱呱坠地来到这个世界，其实他并不能感知这世界的五光十色。因为刚出生的时候，宝宝的视力很弱，只对光有感觉，还没有建立起双眼视觉功能。

小儿的视觉从小儿出生到发育成熟需要经过一个相当长的过程，在这个过程中有两个重要的阶段，我们称为小儿视觉发育的关键期和敏感期。3岁以前是关键期，因为这个时期的视觉发育最为重要；3~10岁则为敏感期。一切影响到视力及双眼视觉发育的不良因素都应在这两个时期内进行纠正，才有可能得到最佳的纠正效果。

小儿出生后在外界环境的不断刺激和眼睛自身组织结构正常发育的基础上，视力和双眼视觉功能逐渐发育起来。在10岁之前，也就是前文提到的两个重要阶段期间，眼睛的发育尚未成熟，有很大的可塑性，而且年龄越小、可塑性越大，等到视觉功能发育成熟后再进行干预就不可逆转了。

本节介绍的保健套路具有促进宝宝视力及视觉发育、舒筋通络、解痉明目的功效，且越早实施越易起效。

保健套路

1. 揉天应：64 次，8×8 拍，中速（图 2-1）。

2. 揉睛明：64 次，8×8 拍，中速（图 2-2）。

3. 揉太阳：64 次，8×8 拍，中速（图 2-3）。

4. 揉四白：64 次，8×8 拍，中速（图 2-4）。

5. 游龙戏珠（运目）：将宝宝的头两侧各放一个枕头，将头放在中立位。家长用一颜色鲜艳物体在宝宝眼前慢慢画"∞"字形，范围可慢慢扩大，让宝宝的眼睛随着物体的运动转动起来。做 4 ~ 5 次后，反方向再做 4 ~ 5 次。

6. 掌温明珠（熨目）：将手掌搓热，让宝宝闭合双眼，将双手掌轻轻盖在宝宝的双眼上，停留 10 秒后移开。可重复操作 4 ~ 5 次（操作前要清洁双手）。

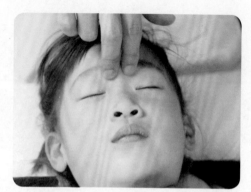

图 2-1 揉天应

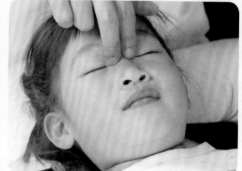

图 2-2 揉睛明

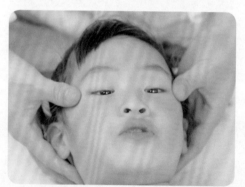

图 2-3 揉太阳

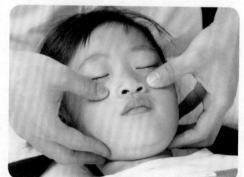

图 2-4 揉四白

推拿小贴士

推拿房间光线柔和，对小儿视力发育有益处

婴儿刚出生需要有光线刺激，视力才能逐渐发育。初生婴儿多数时间处于睡眠状态，所以当宝宝醒来时，宝爸宝妈应该保持室内光线明亮，以利于宝宝视力的发育。但应避免强光直接照射宝宝的眼睛。

推拿时给宝宝一个颜色鲜艳、可动的玩具

颜色鲜艳的玩具有助于孩子视觉的发育。宝爸宝妈可以在其床头上方挂上一些玩具逗乐宝宝。记得常变换玩具的位置，这样还有利于锻炼宝宝眼球灵活度，以免宝宝长时间注视同一方向产生视疲劳或斜视。

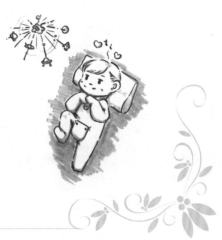

小·儿鼻部保健推拿

　　鼻子是空气进入肺部的第一道门户，也是我们嗅觉感受器集中区域。所以鼻子功能的好坏直接影响呼吸系统以及嗅觉系统。

　　小儿身体发育尚未完全，鼻和鼻腔相对短小，随着年龄的增长，鼻道逐渐加长加宽，鼻子渐渐变挺了。到4岁左右时，下鼻道才完全形成。宝爸宝妈可能疑惑，这点重要吗？的确很重要。正是因为4岁前鼻道比较短小，所以空气进入肺的时间相对缩短，鼻腔对空气的温热作用就相对比较弱，所以小儿容易外感风寒。因此，注意保暖非常重要，给宝宝做推拿时的环境也应该是暖暖和和的。

　　由于婴幼儿没鼻毛，鼻黏膜柔弱，而且鼻腔内血管丰富，容易受到感染。受到感染时，就会出现我们说的鼻塞症状，这不是因为鼻涕把鼻道堵塞了，而是由于感染引起鼻黏膜充血肿胀，所以再怎么用力擤鼻涕也无法完全改善鼻塞症状。小儿本身鼻腔狭窄，鼻黏膜肿胀后，空气的通道堵塞得更严重。因此，即便是普通感冒，小儿也会出现呼吸困难、张口呼吸的情况。海派儿科推拿在针对呼吸系统的治疗和保健中，将通鼻窍作为一个重要的环节，也是基于上述原因。

中医理论认为，"肺开窍于鼻"，肺脏功能好不好，看鼻子就知道了。所以每当我们肺部受寒引起感冒，常见的症状就有鼻塞流涕、红鼻子。整个呼吸的过程是肺部功能的体现，正常的肺脏可以吸入天地之清气，呼出脏腑之浊气。正是基于这样的中医理论基础，我们对鼻部的保健，其部分作用也是对肺脏的保健。快来学学海派儿科推拿鼻部保健套路吧。

保健套路

1. 揉印堂：64 次，8×8 拍，中速（图 2-5）。

2. 揉迎香：64 次，8×8 拍，中速（图 2-6）。

3. 揉天突：64 次，8×8 拍，中速（图 2-7）。

4. 擦胸骨：来回为 1 次，32 次，4×8 拍，慢速（图 2-8）。

5. 揉风池：16 次，2×8 拍，慢速（图 2-9）。

6. 拿捏肩井：16 次，2×8 拍，慢速（图 2-10）。

 扫我看视频

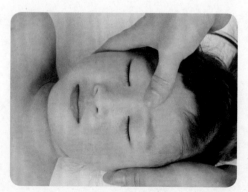

图 2-5　揉印堂

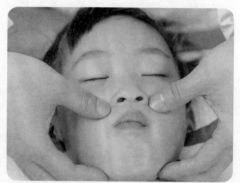

图 2-6　揉迎香

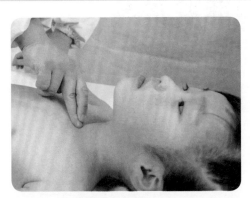

图 2-7　揉天突

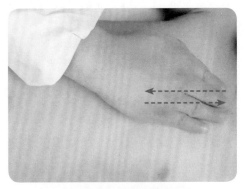

图 2-8　擦胸骨

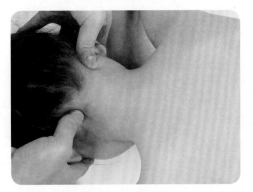

图 2-9　揉风池

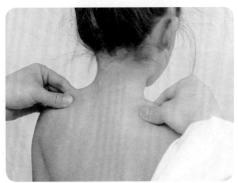

图 2-10　拿捏肩井

小·儿口唇部保健推拿

　　小儿皮肤非常娇嫩，口唇部皮肤又是最脆弱的部位之一。对婴幼儿来说，口唇皮肤比成人薄很多，大人有 16～20 个表皮细胞层，而宝宝只有 3～5 层。而且小儿口唇部皮脂腺尚未完全发育成熟，皮肤分泌的皮脂不够，所以皮肤屏障功能受损很常见。也正是因为口唇表皮皮脂膜较缺乏，所以可以清晰看见唇下的毛细血管，小儿推拿医生就能通过望口唇来辨识小儿的体质、了解小儿当下的身体状况了。

　　通过认真观察宝宝的口唇状况，我们可以发现很多信息，家长可以借此知道宝宝的健康是否有问题。例如：如果宝宝嘴唇有变蓝、变紫等症状，很可能是心血管有问题，因血液输送不正常造成；而当宝宝嘴唇肿了起来，就要注意是否有食物或药物过敏；如果宝宝嘴角一直流涎，加上口唇色泽不明亮，有可能是脾胃虚弱引起的；如果宝宝口唇周围有水疱，加之有手、脚或者臀部水疱病史，则可能是手足口病。

　　小儿生病不善表达，因此小儿科又称为"哑（巴）科"，当家长通过观察获得一些异常信息时，需要及时咨询儿科医生，排除发生疾病的风险。

　　中医认为口唇属脾，口唇的变化常预示着脾胃功能的好坏。对一般口唇疾病，海派儿科推拿采用"从脾论治"的方法进行调理。下面让我们来学两招保护宝宝口唇的保健推拿套路吧。

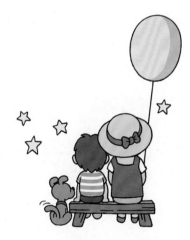

保健套路

1. 揉地仓：64 次，8×8 拍，快速（图 2–11）。

2. 揉牙关：64 次，8×8 拍，快速（图 2–12）。

3. 揉廉泉：64 次，8×8 拍，快速（图 2–13）。

4. 揉中脘：64 次，8×8 拍，快速（图 2–14）。

5. 揉足三里：64 次，8×8 拍，快速（图 2–15）。

6. 开璇玑：64 次，8×8 拍，慢速（图 2–16）。

7. 摩腹：64 次，8×8 拍，慢速（图 2–17）。

8. 捏脊：3 遍，使皮肤微微发红（图 2–18）。

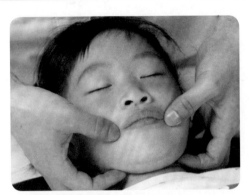

图 2-11　揉地仓

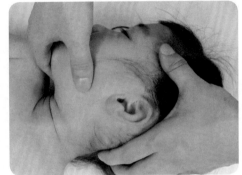

图 2-12　揉牙关

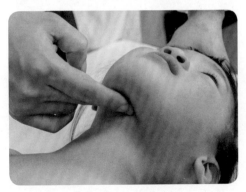

图 2-13　揉廉泉

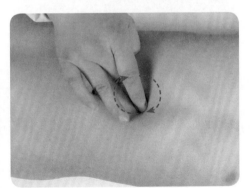

图 2-14　揉中脘

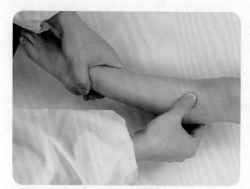

图 2-15 揉足三里

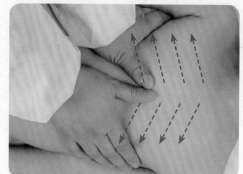

图 2-16 开璇玑

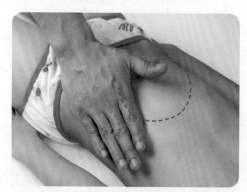

图 2-17 摩腹

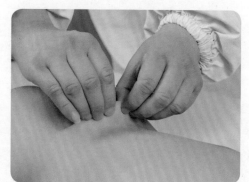

图 2-18 捏脊

育儿小贴士

吹泡泡练习：真的就是吹泡泡哦！这一有趣又好玩的游戏可以有效锻炼小儿口唇周围的肌肉，调节各部位肌肉之间的平衡以及协调性。

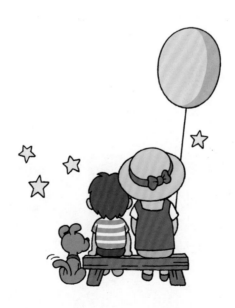

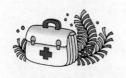

医学知识小提示

口唇与疾病的关系

　　根据宝宝口唇疾病的发生原因，可以将其分成四大类：接触刺激、接触过敏、传染性疾病以及其他疾病。

　　接触刺激　例如：口水、牙膏或者其他刺激性物质刺激到口唇皮肤周围引起的红痒、脱皮的症状。我们要做的就是除去刺激原，保持清洁，防止进一步感染。

　　接触过敏　在服用或食用某些过敏原后，宝宝的口唇会出现红肿的现象。

　　传染性疾病　包括脓、疱疹、疣等，如果宝宝嘴唇周围长出异常的斑疹，建议到正规医院做进一步检查。

　　其他疾病　如川崎病，川崎病属幼儿期的一种急性疾病。如果宝宝有嘴唇潮红干裂的现象，又合并发热5天以上，就有可能是川崎病，必须当心合并症。

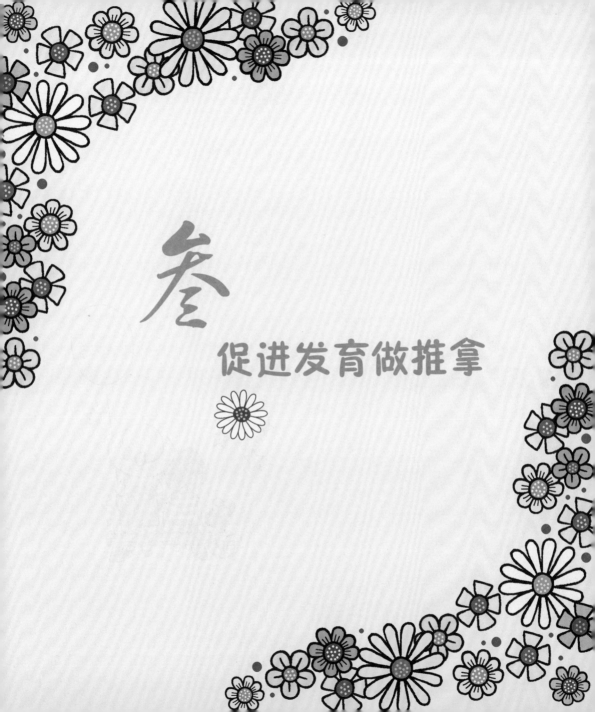

叁

促进发育做推拿

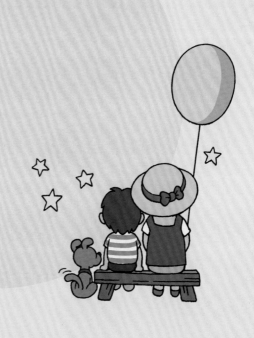

小·儿骨骼发育保健推拿

如果把人体比作一栋宏伟建筑，那么骨骼就像钢筋支架一样，支撑着我们的身体。其主要化学成分是水、无机盐和有机物。无机盐主要是钙盐，它们赋予骨骼以硬度；有机物主要是蛋白质，它们赋予骨骼以韧性和弹性。

小儿的骨骼中各种成分的比例与成人有所不同。成人的骨骼中，有机物约占 1/3，无机盐约占 2/3；而小儿的骨骼中有机物和无机盐各占 1/2。因此，小儿的骨骼特点是较柔软、富有弹性、韧性好，但容易受外力的影响而发生变形。所以在小儿推拿就诊前，医生常会嘱咐家长让小孩穿宽松柔软的衣物，一来方便手法操作，二来不会束缚宝宝骨骼的生长。

在小儿生长发育的同时，骨骼也在不断地发育。骨骼最初以软骨的形式出现，软骨必须经过钙化才能成为坚硬的骨骼。在骨骼钙化过程中，需要以钙、磷为原料，还需要维生素 D（通过晒太阳这个"光合作用"，人体可以自我合成

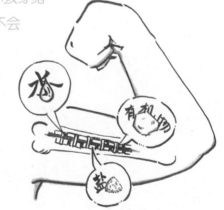

维生素 D），以促进钙、磷的吸收和利用。

　　现在的宝宝们都不缺乏营养，却大多数缺乏锻炼，宝爸宝妈记得周末带上萌娃去公园晒晒太阳、散散步。即使补充再多钙质，如果缺少维生素 D，也有可能影响骨骼的正常发育。因此，在小儿生长发育时期，应多晒太阳，同时多给小儿吃些富含钙质的食物，以防发生"小儿缺钙"。在推拿操作时，我们一般选取朝南房间，光线明亮充足，让宝宝"茁壮成长"。

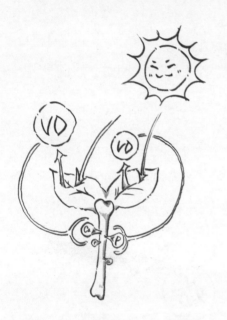

　　中医认为"肾主骨"，肾为先天之本，禀受于父母的"两神相搏"之精，说通俗点就是基因是爹妈给的，咱换不了。我们是无法改变先天的，我们能改变的是后天。脾为后天之本，主运化，是气血生化之源。先天不足后天补，我们这套小儿骨骼发育的保健推拿套路重点就是稳固先天、调补后天，双管齐下、厚积薄发。

保健套路

1. 补脾经: 64 次, 8×8 拍, 快速 (图 3-1)。

2. 补肾经: 64 次, 8×8 拍, 快速 (图 3-2)。

3. 揉中脘: 64 次, 8×8 拍, 中速 (图 3-3)。

4. 摩腹: 64 次, 8×8 拍, 慢速 (图 3-4)。

5. 按揉足三里: 64 次, 8×8 拍, 快速 (图 3-5)。

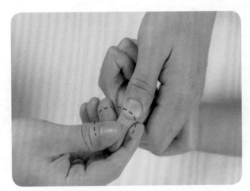

图 3-1 补脾经

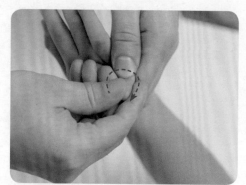

图 3-2　补肾经

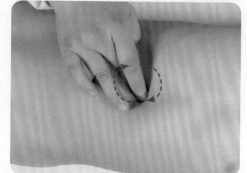

图 3-3　揉中脘

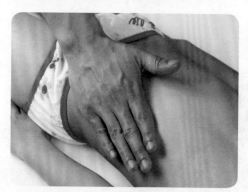

图 3-4　摩腹

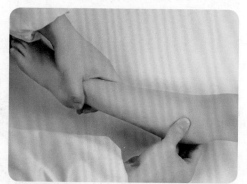

图 3-5　按揉足三里

6. 举上肢：16 次，2×8 拍，慢速（图 3-6）。

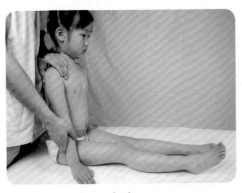

（1）

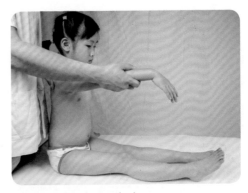

（2）

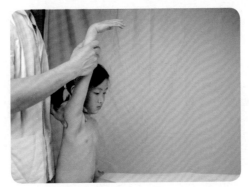

（3）

图 3-6 举上肢

7. 展上肢：16次，2×8拍，慢速（图3-7）。

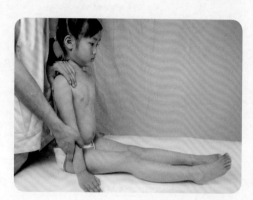 （1）

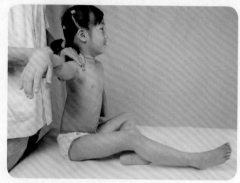 （2）

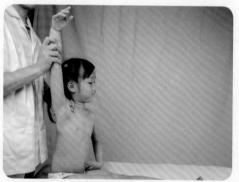

（3）

图3-7　展上肢

8. 摇双腕: 16次, 2×8拍, 慢速 (图3-8)。

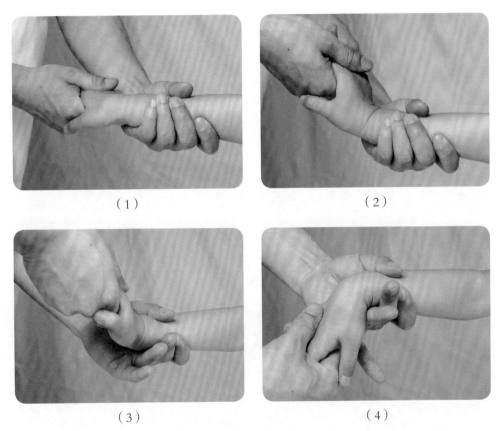

（1）　　　　　　　　　　　（2）

（3）　　　　　　　　　　　（4）

图 3-8　摇双腕

9.屈伸下肢: 16次，2×8拍，慢速 (图3-9)。

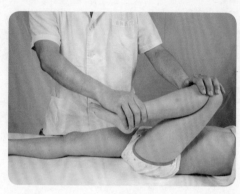
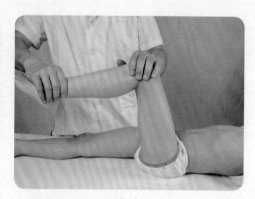

（1）　　　　　　　　　　　　　（2）

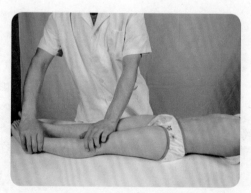

（3）

图3-9　屈伸下肢

10. 摇双踝：16次，2×8拍，慢速（图3-10）。

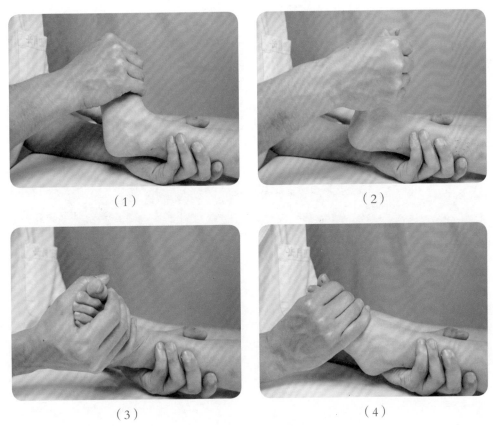

（1）　　　　　　　　　　　（2）

（3）　　　　　　　　　　　（4）

图3-10 摇双踝

11. 擦八髎: 64 次, 8×8 拍, 中速 (图 3-11)。

12. 捏脊: 3 遍, 使皮肤微微发红 (图 3-12)。

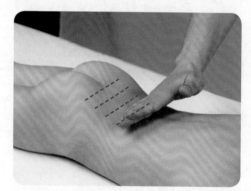

图 3-11　擦八髎

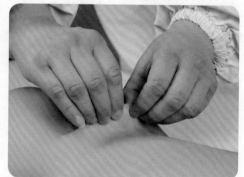

图 3-12　捏脊

育儿小贴士

减少束缚，让宝宝自由生长

记住，千万不要"封印"住宝宝骨骼生长发育的"洪荒之力"！若长期用裤带或松紧带束缚胸部，则会影响胸廓发育，发生肋骨下部凹陷；不正确的坐立姿势、写字姿势及背书包姿势，都可能造成驼背或脊柱侧弯等。因此，在小儿发育时期，要特别注意让小儿的坐、立、走等动作姿势保持正确。

小·儿智力发育保健推拿

小儿智力发育情况各有不同。其实宝宝刚出生时，智力水平都是差不多的。在后天的环境、培养及教育等因素的影响下，孩子的智力发育呈现出快慢不一的情况。然而智力发育也不是越早越好，一般在宝宝 2 岁到 3 岁时进行大脑智力开发最为合适。

在这段时期，宝宝表现出独立行动的愿望，开始出现最简单的想象，记忆的时间较前加长，但仍为"无意性"，思维处于低级阶段，为直觉行动思维。

爱模仿是宝宝的天性，1 岁多的幼儿已经通过模仿学会了做游戏，随着年龄的增长和想象力的发展，其游戏的内容会越来越丰富。这时候表现出来的就是大家常说的"熊孩子"。有时候"熊孩子"调皮也是自我想象力的一种表现方式，不能一味地压制，家长需要做的应该是正确引导。

宝宝的语言能力也迅速发展，不但能理解成人的语言，还能够运用语言与成人进行最简单的交流。儿童 2 岁时掌握的词汇有 200 个左右，3 岁时就有 1 000 个左右了。

　　智力发育过程中，宝宝逐渐学会更多的随意动作，如独立行走、跑、跳等，手的动作变得更精巧，2岁的儿童能拿小匙吃饭，3岁的儿童会用小手串珠子，还会用笔画圈圈。

　　海派儿科推拿就是根据小儿的智力发育特点，通过手法刺激宝宝手指、手掌穴位（部），提高宝宝精细动作的协调性，促进宝宝智力发育。

　　中医学认为肾为"先天之本"，掌管人体的生长发育。小儿的健康成长全赖肾气旺盛。且肾藏精，精生髓，髓充骨而又上通于脑，精足则令人智慧聪明。若肾虚，则生长发育会受到影响，甚至出现"五迟"（齿迟、语迟、发迟、立迟、行迟）、"五软"（项软、口软、手软、足软、肌软）。下面介绍的小儿智力发育保健推拿套路便具有补肾益智的功效。

保健套路

1. 摩囟门：64 次，8×8 拍，慢速（图 3-13）。

2. 补肾经：64 次，8×8 拍，快速（图 3-14）。

3. 招肾顶：64 次，8×8 拍，快速（图 3-15）。

4. 运内八卦：64 次，8×8 拍，快速（图 3-16）。

5. 按揉三阴交：64 次，8×8 拍，快速（图 3-17）。

6. 揉涌泉：64 次，8×8 拍，快速（图 3-18）。

7. 捏脊：3 遍，使皮肤微微发红（图 3-19）。

8. 擦八髎：64 次，8×8 拍，中速（图 3-20）。

 扫我看视频

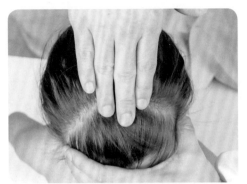

图 3-13　摩囟门

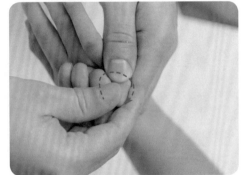

图 3-14　补肾经

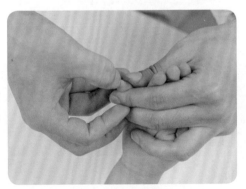

图 3-15　掐肾顶

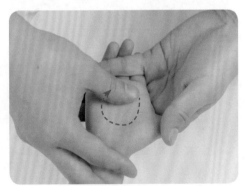

图 3-16　运内八卦

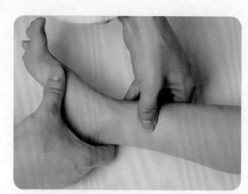

图 3-17　按揉三阴交

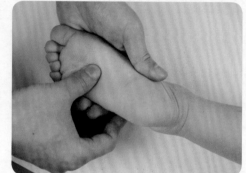

图 3-18　揉涌泉

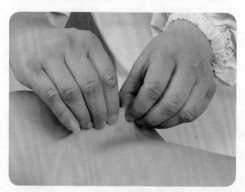

图 3-19　捏脊

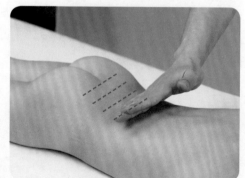

图 3-20　擦八髎

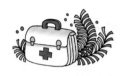

医学知识小提示

宝爸和小儿推拿更配哦!

与母亲相比,父亲对孩子的智力发育影响更大,这是美国密歇根大学科研人员通过研究得出的结论。据调查,有较多机会与父亲接触的孩子在对外界刺激的敏感性、生活独立感和学习自信心等方面较其他孩子更有优势。由此说明,父亲在孩子智力开发时担当重要的角色。

构成智力的五大因素

观察力、注意力、记忆力、思维力、想象力。

小·儿情志发育保健推拿

1~8 岁这一时期是人体发育最旺盛、变化最大、可塑性最强的时期。儿童的心理在这个时期也完成了从无到有、从低到高、从简单到复杂、从萌芽到成熟的发展过程，是接受教育最有效的时期，受到社会及家庭的极大关注。海派儿科推拿在这个时期能发挥最大的效用。

儿童的心理处于不断的发展变化之中，不同心理特征的发展速度是不平行的，同一心理特点的发展速度也是不平衡的。儿童的动作行为和心理特点的发育都有自己的关键时期，过早教育无异于拔苗助长，放任不管也不利于孩子潜能的发挥，只有当家长、老师了解什么时候是儿童言语、动作、思维等心理发展的关键时期，才能做到有的放矢、因材施教。

健康的体魄和聪颖的大脑是心理健康的前提。家庭对儿童心理发育的影响最大。和谐的家庭关系、父母良好的道德品质，充满着爱的安定环境和丰富充实的生活都能使儿童获得健康的心理。时常给宝宝做做推拿，通过抚摸接触，最易增进感情，这也是小儿推拿能改善情绪的理论基础。

《素问·举痛论篇》说："怒则气上，喜则气缓，悲则气消，恐则气下，惊则气乱，思则气结。"中医认为情绪的变化最先影响的是气机，气机不畅，则情绪容易失控。海派儿科推拿以此为理论基础，从气论治，指导临床推拿操作。此外，当小儿3岁左右，具备较为完善的运动能力时，在保健推拿的前提下还可以教他一套气机调整小体操——"六字诀"（见本书第74页），使宝宝气机通畅、快乐成长。下面就介绍这套调畅情志的海派儿科推拿保健套路。

保健套路

1. 按揉四神聪：64 次，8×8 拍，中速（图 3-21）。

2. 揉百会：64 次，8×8 拍，中速（图 3-22）。

3. 按弦搓摩：32 次，4×8 拍，慢速（图 3-23）。

4. 捏脊：3 遍，使皮肤微微发红（图 3-24）。

5. 擦脊：5 遍，中速（图 3-25）。

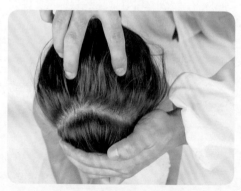
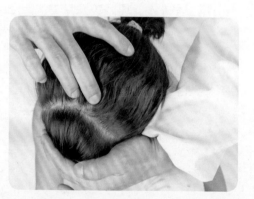

（1）　　　　　　　　　　　（2）

图 3-21　按揉四神聪

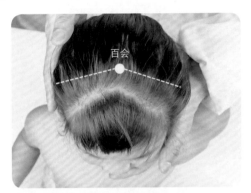

图 3-22 揉百会

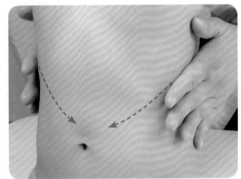

图 3-23 按弦搓摩

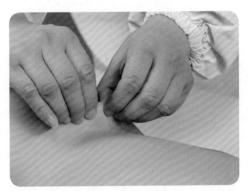

图 3-24 捏脊

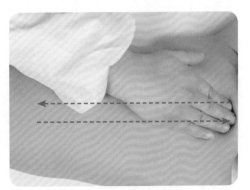

图 3-25 擦脊

气机调整小体操——"六字诀"

通过给宝宝讲一个"小猪不怕痒"的故事让宝宝学会"六字诀"：嘘（xū）、呵（hē）、呼（hū）、呬（sī）、吹（chuī）、嘻（xī）。

小猪、小牛、小狗是好朋友，今天他们聚到一起，小猪说："我以前不爱干净，虫子老爱叮我，叮在身上痒得很，但自从我学会了自己洗澡，身上洗干净了，没有小虫叮我，我就不怕痒了。现在啊，不管你们用什么方法，我就是不怕痒！"小牛、小狗、小猴可不相信，他们拉来袋鼠妈妈作证，看谁能把小猪逗痒，痒得咯咯笑。袋鼠妈妈首先要求大家听口令："嘘——请安静！"

小牛首先上场："呵——格叽格叽，格叽格叽！"小牛挠了半天，小猪一动不动！

小狗上场了，他"呼——呼——"地在小猪脖子上呼气，小猪还是一动不动，小狗想了想："不对，呼没有用，我改用吹的。"于是他又在小猪脖子上"吹——"出一口气，但小猪只是抬抬眉毛，一点都不怕痒。

最后该小猴子上场了，他来回绕着小猪绕圈，一会儿发出

"咽——"的声音，一会儿发出"嘻——"的声音，"咽——咽——"就好像小虫子在鸣叫，"嘻——嘻——"就好像小虫在拍打翅膀，这声音一会儿远一会儿近，一会儿响一会儿轻。这下小猪可受不了了，平日里小猪最怕虫子叮咬在皮肤上，听到小猴子发出的声音，小猪那种痒的感觉又回来了。"我认输、我认输！"小猪一个劲地求饶，"哎，当年不爱干净，总被小虫叮咬，现在听到小虫的声音都怕了。小猴你赢了！"

接下来让宝宝们模仿故事里动物朋友的动作。

首先是袋鼠妈妈，做了"嘘——"的动作，让大家安静下来。接着小牛先来，他"呵——呵——"做了准备动作，然后格叽格叽挠痒痒。接着小狗来，他"呼——呼——"地吐气，然后又在小猪脖子上"吹——"。最后，小猴上场，他模仿小虫"咽——咽——"的声音，就好像小虫子在鸣叫，"嘻——嘻——"就好像小虫在拍打翅膀，终于让怕虫的小猪受不了了。让我们也来学学袋鼠妈妈、小狗、小牛和小猴，看看能不能把小猪逗痒了……

（"六字诀"所对应的脏腑分别是：嘘－肝、呵－心、呼－脾、咽－肺、吹－肾、嘻－三焦。）

育儿小贴士

父母是孩子的第一任老师

父母对孩子的教育态度，对儿童早期情绪和性格的形成有深刻的影响。溺爱和照顾过多会使孩子养成幼稚、胆怯、任性、粗暴、无责任心、社会适应性差、依赖性强的性格。若对孩子采取冷漠忽视或粗暴压制的态度，则会使孩子的性格倾向于对人冷漠、孤僻、不合群，有时则有反抗、暴躁、执拗的表现。若父母对子女态度亲切、讲理、民主，则儿童大多情绪稳定、性格开朗、积极向上。

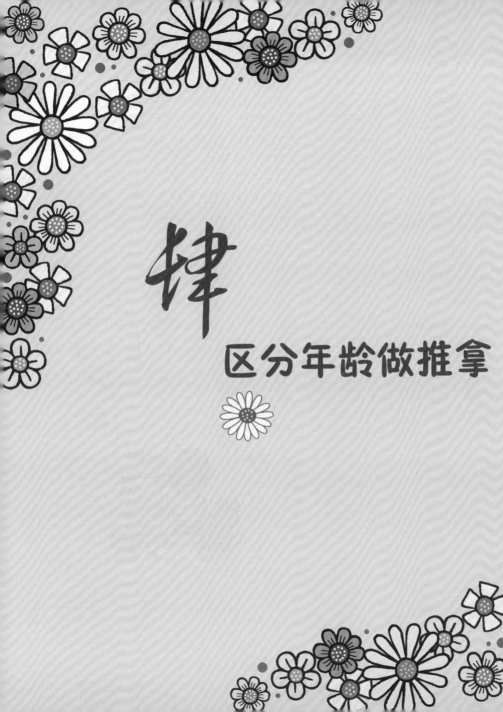

肆

区分年龄做推拿

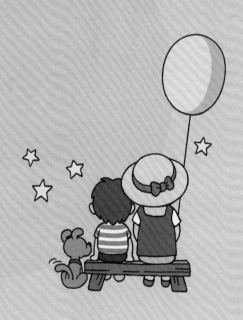

新 生 儿 期

新生儿期是指从出生后脐带结扎开始，至出生后 28 天。

保健要点及保健推拿建议

保暖

1. 新生儿穿衣后在室温 22℃~24℃、湿度 30%~65% 的环境中较为理想。

2. 冬季可以采用暖气、热水袋、辐射式保暖床、暖箱等保暖方式。

3. 夏季要避免衣被过厚、包裹过严，防止中暑。

推拿小贴士

在做小儿推拿时，要保持环境的清洁卫生，保持室内安静、温度适宜，避免宝宝吹风受凉。天气寒冷时，爸爸妈妈们要先将手搓热再对宝宝进行推拿操作。

清洁

新生儿出生 24 小时后即可洗澡，初次沐浴后第 3 天可洗第 2 次澡。

准备：1. 专用小浴盆、干净衣服、包被、浴巾等。

　　　2. 洗澡水要用开水，待降温至比小儿体温略高时使用。

　　　3. 洗手、试水温，可用大人的肘关节探入水中试，以不烫为宜。

方法：1. 洗浴时，将小儿托于左手前臂，右手持纱布，蘸水后轻轻擦拭小儿体表。

　　　2. 洗毕后可在体表涂以少量消毒植物油或鱼肝油。

　　　3. 第 3 天浴毕将小儿全身拭干，在其皮肤褶皱潮湿处扑些松花粉或滑石粉，以保持皮肤干爽。

注意：1. 不要将新生儿没入水中，以免浸湿脐部。

　　　2. 洗浴顺序应从上到下。

　　　3. 新生儿洗澡时间为 5 ~ 7 分钟，满月后可逐渐延长。

　　　4. 洗浴时注意动作轻柔，防止冒受风寒。

　　　5. 臀部应经常清洗，并保持皮肤清洁干燥，防止红臀。

新生儿的手法操作需要介质

新生儿的手法触碰需要使用介质，使用介质后，按摩起来会顺滑很多。虽然介质很重要，但是爸爸妈妈无须为介质的选择担忧，家里最常用的婴儿润肤油或者润肤露、爽身粉、清水、橄榄油等都可以作为按摩介质。此外，医院常用的推拿介质——葱姜水具有发散的作用，常用在小儿穴位的操作上；冬青膏具有活血理筋的作用，常用在小儿关节肌肉推拿上。

爸爸妈妈们做推拿前需修剪指甲，刚剪过的指甲要用指甲锉锉平，并用洗手液将手清洗干净。

预防

1. 记录新生儿出生时评分、体温、呼吸、心率、体重与身长，注意啼哭、吮乳、睡眠、小便、大便、皮肤等情况。

2. 母婴同室时最好为新生儿单独准备一张小床，可减少感染机会，且易养成按时喂奶的习惯。床周围要有栏杆，新生儿睡觉时可不用枕头，否则垫枕头过高会造成头颈向前弯曲，影响呼吸和吞咽。

3. 开窗通风，保持新生儿衣服、被褥和尿布清洁干燥。母亲在哺乳和护理前要洗手，准备新生儿专用用具，餐具用后要消毒。家人有呼吸道感染时必须戴口罩，凡患皮肤病、呼吸道和消化道感染或其他传染病者，不能接触新生儿。注意防止因包被蒙头过严、哺乳姿势不当、乳房堵塞新生儿口鼻等造成的窒息。

衣着

1. 衣物应用柔软、浅色、吸水性强的棉布制作。
2. 衣服式样应简单，容易穿换，宽松而不妨碍肢体活动。

3. 不用纽扣、松紧带，以免损伤宝宝娇嫩的皮肤。

4. 婴儿衣物应提前吹晒，不宜与樟脑丸同箱。

5. 尿布要柔软而且吸水性强，有条件的使用一次性尿布为最好，尿布外不可用塑料布等包裹。

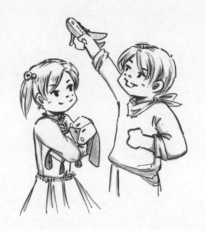

推拿小贴士

推拿时应选择厚薄适中、宽松的棉布衣服，一来让宝宝舒适，二来方便操作，三来避免摩擦造成的皮肤损伤。

喂养

首选母乳喂养；若母乳不足，可配制奶方，奶方配制方法如下所述。

出生后不满 2 周者可采用 2 份牛奶加 1 份水，以后逐渐过渡到 3~4 份牛奶加 1 份水，满月后即可用全奶；一般 100 毫升牛奶中加蔗糖 5~8 克；煮沸，但煮沸时间不宜过长。当然，市场上的婴幼儿配方奶粉也可以选择。

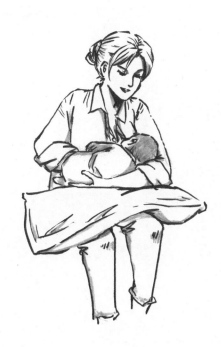

保健套路

新生儿黄疸可早些尝试推拿

新生儿黄疸与多种因素有关，以婴儿出生后皮肤面目出现黄疸为特征。新生儿黄疸不都是病理性的，也有生理性的。如果黄疸在出生后2~3天出现，4~6天达高峰，7~10天消退（早产儿持续时间较长），除有轻微食欲不振外无其他症状，那就是生理性黄疸，爸爸妈妈们无须过多担心。若出生后24小时内即出现黄疸，3周后仍不消退或持续加深，或消退后复现，或出生2周后出现黄疸，多数是病理性黄疸了，爸爸妈妈们要带宝宝及时就医，接受合理的治疗。

退除黄疸保健套路

1. 清脾经：32次，4×8拍，快速（图4–1）。

2. 补脾经：32次，4×8拍，快速（图4–2）。

3. 清肝经：64次，8×8拍，快速（图4–3）。

4. 揉足三里：64次，8×8拍，慢速（双侧按揉，左右足各32次）（图4–4）。

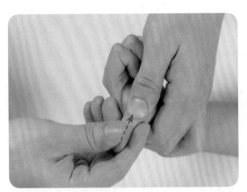

图 4-1 清脾经

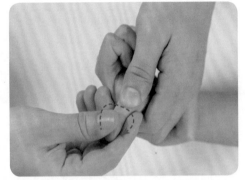

图 4-2 补脾经

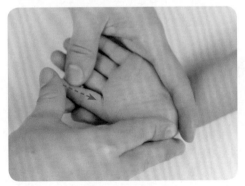

图 4-3 清肝经

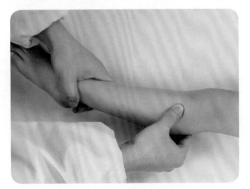

图 4-4 揉足三里

新生儿肌性斜颈推拿治疗有特效

新生儿肌性斜颈主要表现为宝宝头向患侧歪斜、前倾，颜面旋向健侧。老百姓俗称歪脖子。歪脖子的新生儿若不加干预，随着年龄的增长，会出现大小脸、脊柱侧弯、斜视等一系列问题。新生儿肌性斜颈的医学推拿较为专业，因此建议到医院早诊断、早治疗。

应对新生儿吐乳可尝试推拿

新生儿哺乳后乳汁从口角溢出甚至大量从口鼻涌出或喷出，也是新生儿时期比较常见的现象。喂乳过多或哺乳方法不当都会引起吐乳。因此，大多数情况下，通过少量多次喂养、喂养后拍嗝等措施，可缓解吐乳的发生，但对于仍出现吐乳情况的宝宝，不妨试试以下推拿方法。

吐乳干预保健套路

1. 揉板门：64 次，8×8 拍，快速（图 4-5）。
2. 揉中脘：64 次，8×8 拍，快速（图 4-6）。

扫我看视频

3. 揉足三里：64 次，8×8 拍，慢速（双侧按揉，左右足各 32 次）（图 4-7）。

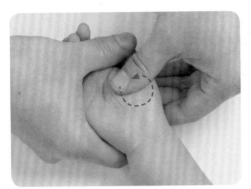

图 4-5　揉板门

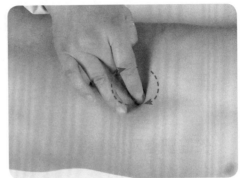

图 4-6　揉中脘

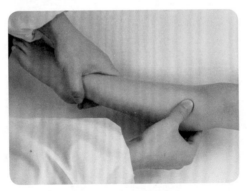

图 4-7　揉足三里

✱✱✱ 婴 儿 期

婴儿期是指出生 28 天后至 1 周岁。

保健要点及保健推拿建议

喂养

俗话说，民以食为天，宝宝需要的食物种类看似单一，但在喂养方面也是有很多讲究的。

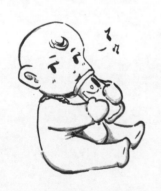

出生后 6 个月内的宝宝一般以母乳作为主食，在哺乳前，爸爸妈妈们需要做一些准备工作。首先要帮宝宝更换好尿布，妈妈要好好洗手，提前对乳头进行清洁。哺乳时，妈妈们一般采用坐位或侧卧位，喂哺时使宝宝能含住乳头及大部分乳晕，必要时在乳房近宝宝鼻部处做一按压动作，避免宝宝呼吸受阻。每次哺乳，尽量让宝宝吸空一侧乳房后再吸另一侧。宝宝吃够以后，妈妈们要将宝宝抱直，让宝宝的头靠在妈

妈的肩膀上，轻轻拍打宝宝背部，排出宝宝在吸乳时吞入胃中的空气，这样可以有效减少溢乳的可能。

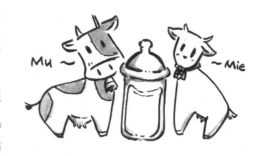

有的妈妈会问，母乳不够的话怎么办呢？妈妈们不要担心，如果母乳少的话，我们可以采取混合喂养的方法，如果妈妈因为各种原因不能母乳喂养的话，还可用代乳品替代母乳喂养。

所谓混合喂养法就是在喂哺母乳后，再喂哺牛、羊乳或其他代乳品。每天母乳喂养的次数照常，先哺母乳，待宝宝将乳汁吸净后，再补充一定量代乳品，直到宝宝吃饱。

乳制品种类很多，动物乳是要先进行加工才能喂给宝宝的，牛奶是最常用的。我们需要在牛奶中加入 5%~8% 的糖，如果宝宝年龄在 2 周以内，则需加 1/2 的水稀释，以后逐渐过渡到 1/3 或 1/4 的水，一直到宝宝 5 个月大。如果用全脂奶粉的话，需要按重量 1：8 加开水调成乳汁，也就是说，10 克的奶粉，需要加 80 克的水，如果觉得称重不方便的话，我们还可以按体积 1：4 来算，也就是 1 匙奶粉要加 4 匙的水来调成乳汁。对于消化不良的宝宝，推荐选用酸牛奶来喂养。3 个月以上的宝宝可以选用代乳品，将 500 克大豆制成豆浆 3 000 毫升，并加入食盐 3 克、乳酸钙 6 克、淀粉 60 克、蔗糖 180 克（按照这个比例，爸爸妈妈们自行加减量哦），煮沸 20 分钟，刚开始用豆浆喂哺时可加 1 倍水稀释。

除了以上的主食外，宝宝还需要辅食来满足生长需要，如果是单纯母乳喂养的话，可以在 4 个月以后添加辅食。

　　添加辅食的原则为：由少到多，由稀到稠，由细到粗，由一种到多种。爸爸妈妈们可以参照下面的表格来为宝宝选择合适的辅食喂养方案。

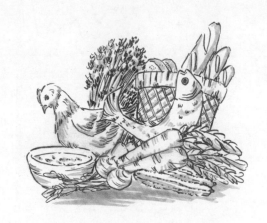

添加辅食顺序表

月　　龄	添加的辅食
4~6 个月	米糊、乳儿糕、烂粥；蛋黄、鱼泥、豆腐、动物血；菜泥、水果泥
7~9 个月	烂面、烤馒头片、饼干；碎菜、鱼、蛋、肝泥、肉末
10~12 个月	稠粥、软饭、挂面、馒头、面包；碎菜、碎肉、油、豆制品等

育儿小贴士

我们该如何选择人工喂养的乳制品呢？各乳制品又有什么不同呢？

以下罗列了一些常见乳制品与母乳营养成分的比较，供各位爸爸妈妈们参考。

母乳与各种动物乳成分比较（克/升）

乳品种类	蛋白质	酪蛋白	白蛋白	脂肪	糖	盐类
母乳	12	2.4	9.6	38	68	2.0
牛乳	35	30	5	37	46	7.5
羊乳	40	32	8	48	48	8.5
驴乳	21	8	13	15	60	4.5
马乳	25	—	—	19	62	5.0

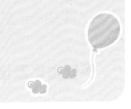

护养

合理的护养方式是影响宝宝正常生长发育的重要因素，爸爸妈妈们要关注宝宝们的需要，给予最合理的照顾。

活动：阳光及新鲜空气对于宝宝成长至关重要，爸爸妈妈们要坚持带宝宝到户外活动，只有这样才能增强宝宝体质，增加宝宝对疾病的抵抗力。此外，新生儿黄疸时，在保护眼睛不受强光照射的情况下适当晒一晒太阳，对退黄有一定好处。

衣着：宝宝的衣着应随天气变化适度加减，观察宝宝皮肤状况及手足温度能推测衣着是否适当。

睡眠：睡眠有两方面需要注意，一是足够的睡眠才能让宝宝长得快，二是宝宝的睡眠时间是逐渐缩短的。爸爸妈妈们要了解这一点，合理安排宝宝的起居，让宝宝逐步形成夜间以睡眠为主、白天以活动为主的作息习惯。

清洁：早晚都要为宝宝清洗脸部、双脚和臀部，有条件的最好让宝宝每天沐浴，勤换衣裤。

精神：总结生活中怎样的声音和动作会刺激到宝宝，这是因人而异的，但总体要求是避免让宝宝受到惊恐刺激。

保健推拿建议

1. 小儿推拿疾病谱较广。

小儿推拿应用广泛，其治疗疾病的种类，涉及了骨伤科、内科、眼耳鼻喉科疾病及先天性疾病等 100 余种，在小儿疾病预防及保健中发挥了独到的作用。小儿推拿疗法应用最多的是消化系统疾病、神经系统疾病、呼吸系统疾病。据统计，治疗小儿厌食及小儿反复呼吸道感染时，总体有效率 90% 以上，且能有效预防婴幼儿体弱。

2. 推拿有助于帮助宝宝平稳度过辅食添加过渡期。

随着母乳量和营养成分的下降及小儿逐步成长，4 个多月以后的宝宝若未能摄入适量的辅食，仅靠母乳喂养，则不能满足他的生长发育需求，也不利于宝宝食欲的增进和脾胃功能的增强，所以爸爸妈妈们要想办法让宝宝接受辅食。这就好比植物吸收泥土营养，随着植物生长还需要添加化肥。

3. 饮食前后小儿推拿注意事项。

还要强调一下，推拿时不宜让宝宝过饱或者饥饿，这两个状态都不适合做按摩，一来宝宝会因为不舒服而不配合，二来疗效也会大打折扣，过饱的话甚至会造成吐乳的不良后果。合理的喂养对于宝宝的健康成长至关重要，如果宝宝出现厌食、疳积等情况，爸爸妈妈们别忘记试试推拿治疗哦！

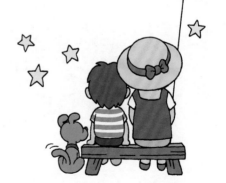

保健套路

辅食期保健套路

1. 补脾经：64 次，8×8 拍，快速（图 4-8）。

2. 揉板门：64 次，8×8 拍，快速（图 4-9）。

3. 摩腹：64 次，8×8 拍，慢速（图 4-10）。

4. 揉中脘：64 次，8×8 拍，快速（图 4-11）。

5. 揉足三里：64 次，8×8 拍，慢速（双侧按揉，左右足各 32 次）（图 4-12）。

6. 捏脊：3 遍，使皮肤微微发红（图 4-13）。

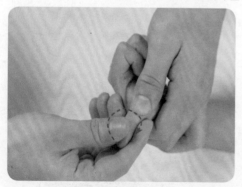

图 4-8　补脾经

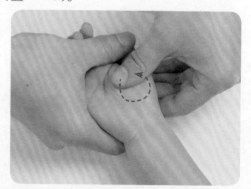

图 4-9　揉板门

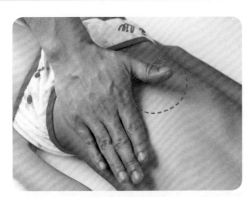

图 4-10　摩腹

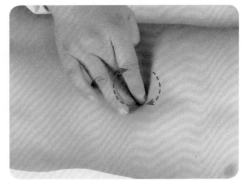

图 4-11　揉中脘

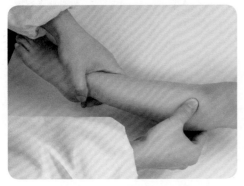

图 4-12　揉足三里

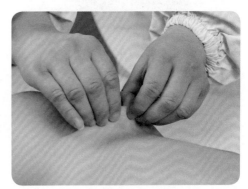

图 4-13　捏脊

安神定志保健套路

1. 揉百会：64次，8×8拍，中速（图4-14）。

2. 揉印堂：64次，8×8拍，快速（图4-15）。

3. 分合推总筋：64次，8×8拍，中速（图4-16）。

4. 揉小天心：64次，8×8拍，中速（图4-17）。

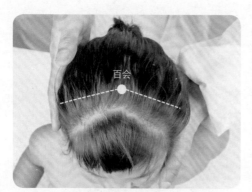

图4-14 揉百会

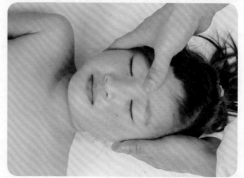

图4-15 揉印堂

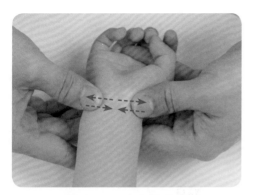

图 4-16　分合推总筋

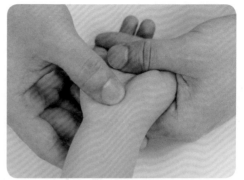

图 4-17　揉小天心

推拿小贴士

1. 胆小的宝宝若受到惊吓，推拿能起到安神的作用。

2. 小儿推拿的时间长短要合适。

小儿推拿时间要合适

如果爸爸妈妈每天都坚持给宝宝做推拿的话，20 分钟就足够了。如果时间允许，最好能把这 20 分钟分配到早上和晚上，爸爸妈妈们和宝宝都会更加轻松。当然，如果宝宝生病的话，要请教医生，有针对性地使用缓解疾病症状的推拿手法，并适当延长推拿时间。

✱✱✱ 幼　儿　期

幼儿期是指 1 周岁后至 3 周岁。

保健要点及保健推拿建议

饮食

这个时期的宝宝生长发育很快，饮食上既要保证营养供给，又要防止宝宝吃得太多而导致食积。宝宝的主食要逐渐从乳食转变为软食。虽然乳牙慢慢长齐了，但宝宝的咀嚼能力仍然不强，脾胃功能还比较弱，所以爸爸妈妈们要选用较为细软的食物，或者将食物捣烂打碎后喂给宝宝。所选的软食以谷类为主，品种要多样化，可以进食鱼、肉、蛋、豆制品、蔬菜、水果等多种食物，荤素搭配，同时每日还可给予 1~2 杯豆浆或牛奶，每日 3 次正餐，外加 1~2 次加餐。

想要让宝宝多吃点，爸爸妈妈们可以在食物的种类和制作方法上下点功夫，既能引起宝宝的兴趣，又能增进宝宝的食欲。另外，爸爸妈妈们还要引导宝宝养成良好的饮食习惯，做到"二定、一少、二不"，即定时、定量，少吃零食，不挑食、不偏食。

起居活动

正常来说，宝宝 1 岁以后就能学会走路，2 岁以后会喜欢跑、跳和爬高。在宝宝学走路时爸爸妈妈们要在一边保护着，防止宝宝跌跤，同时也要让宝宝有自己活动的空间。2 岁以后的宝宝已经能够初步学会用玩具做游戏了，爸爸妈妈们要满足宝宝强烈的好奇心、求知欲和表现欲，耐心地回答宝宝的提问，教宝宝唱简单的歌谣，陪宝宝观看动画片，经常与宝宝互动，鼓励宝宝多说话。

在这个时期，爸爸妈妈们要引导宝宝养成良好的生活习惯。首先是睡眠习惯，睡眠时间从 14 小时渐减至 12 小时，午休 1.5~2 小时，晚上严格让宝宝按时睡觉。其次是排尿习惯，1 岁时让宝宝坐盆排尿，随后不使用尿布，晚上按时唤醒宝宝起来坐盆小便。再者是自理习惯，2 岁开始培养宝宝睡前及晨起漱口刷牙的习惯，逐渐教宝宝学会自己洗手洗脚、穿脱衣服，让其在日常小事上逐渐独立。需要注意的是，在衣着方面，宝宝所穿衣服不宜过厚，爸爸妈妈们不要因为自己觉得冷就一味给宝宝添衣加被，只要保证宝宝背部、肚子、双脚保持暖和就可以了。

疾病预防

随着宝宝慢慢长大，他们的生活范围也在逐渐扩大，患病机会也随之增加。爸爸妈妈们要训练宝宝养成良好的卫生习惯，纠正其不良习惯，如吮手、用脏手抓食品、坐在地上玩耍等，教导宝宝饭前便后要洗手、坏掉的食物不能吃、衣被经常换洗。同时，要继续按计划免疫程序做好预防接种，以预防传染病。此时的宝宝好奇心强烈，但识别危险的能力很差，宝宝身边要时刻有人陪伴，防止烫伤、触电等意外事故的发生，并将容易造成伤害的"危险物品"，如刀具等，放到宝宝够不到的地方。

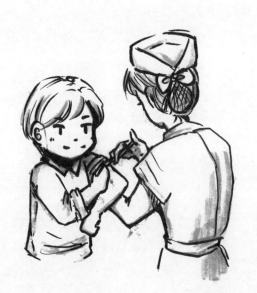
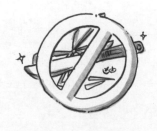

推拿小贴士

洗洗手，宝宝自己做推拿

本书中大部分内容都是爸爸妈妈为宝宝做推拿，这里通过幼儿洗手这一动作，可以让爸爸妈妈教宝宝自己做推拿，避免小肚皮受寒。

（洗完手之后，教宝宝边唱下面的儿歌、边做动作。）

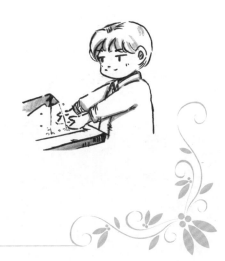

1. 手指对手指，用力揉一揉，我们都是好朋友！

2. 虎口滑滑梯，来回滑一滑，滑完左手滑右手！

3. 双手拍一拍，然后搓搓热，搓完揉揉小肚皮！

保健套路

　　宝宝不爱吃饭、胃口不好，相信是很多爸爸妈妈们的一等头疼之事，有的家长连哄带骗地喂宝宝吃饭，一顿饭往往要吃上一个小时；有的家长试着让宝宝饿着，以为宝宝饿了自然会吃，这个方法有一定的道理，但是也不能排除有的宝宝可以几天不吃饭仍不喊饿。宝宝不爱吃饭、胃口差，主要还是脾胃功能的问题，一方面，我们要让宝宝有规律地饮食；另一方面，我们可以采取推拿的方法来改善宝宝胃口不好的现象，起到标本兼治的作用。

开胃保健套路

1. 掐四缝穴：16 次，2×8 拍，慢速（图 4–18）。

2. 揉板门：64 次，8×8 拍，中速（图 4–19）。

3. 揉天枢：64 次，8×8 拍，快速（图 4–20）。

4. 捏肚角：64 次，8×8 拍，慢速（图 4–21）。

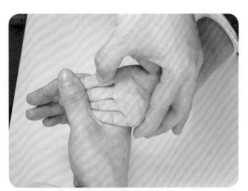

图 4-18　掐四缝穴

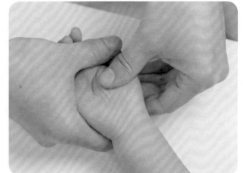

图 4-19　揉板门

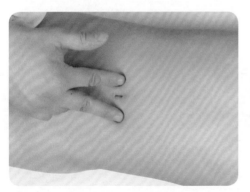

图 4-20　揉天枢

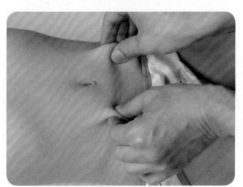

图 4-21　捏肚角

　　如今，尿不湿已经取代了原始的尿布。尿不湿确实能保持宝宝臀部的干爽，宝宝半夜排尿以后不再会觉得不舒服，爸爸妈妈们也很少刻意训练宝宝夜间排尿，于是宝宝们大脑中夜间自主排尿意识的建立也较为缓慢。宝宝频繁尿床，中医认为与肾精不足有关。一方面，爸爸妈妈们要培养宝宝定时自主排尿的习惯；另一方面，我们可以采取推拿保健手法来改善宝宝频繁尿床的现象。

遗尿保健套路

1. 补肾经：64 次，8×8 拍，快速（图 4-22）。

2. 补脾经：64 次，8×8 拍，快速（图 4-23）。

3. 揉小天心：64 次，8×8 拍，快速（图 4-24）。

4. 揉气海：64 次，8×8 拍，中速（图 4-25）。

5. 揉三阴交：64 次，8×8 拍，快速（图 4-26）。

6. 擦八髎：64 次，8×8 拍，中速（图 4-27）。

7. 揉百会：64 次，8×8 拍，中速（图 4-28）。

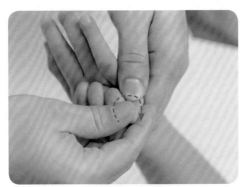

图 4-22　补肾经

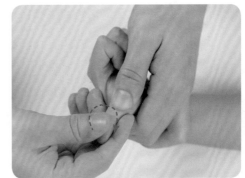

图 4-23　补脾经

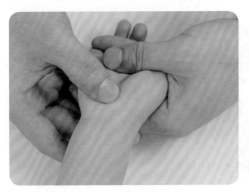

图 4-24　揉小天心

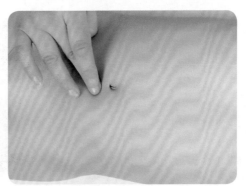

图 4-25　揉气海

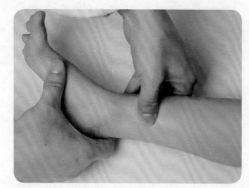

图 4-26　揉三阴交

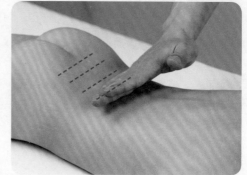

图 4-27　擦八髎

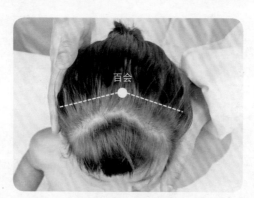

图 4-28　揉百会

✳✿ 学 龄 前 期

学龄前期是指 3 周岁后到 7 周岁，也称幼童期。

保健要点及保健推拿建议

体格锻炼

这个时期的宝宝一般都进入了幼儿园，进入幼儿园可以认识更多的小伙伴，可以学到更多的知识，但是与此同时，宝宝接触到的病原体也更多了，所以这个时期的宝宝更要加强锻炼，以增强体质。宝宝不能像成年人那样去健身房锻炼身体，但是宝宝可以在玩耍的同时得到锻炼，比如玩摇船、摇马、滑梯、跷跷板、转椅等都可以让宝宝得到运动，有条件的爸爸妈妈们还可以带宝宝去小型游泳池或者运动场加强锻炼。同时，建议爸爸妈妈们安排适合宝宝年龄特点的锻炼项目，如跳绳、跳舞、踢毽子、做保健操，以及参加小型竞赛项目等。鼓励宝宝多和小伙伴一起玩耍，一方面促进友谊，培养宝宝良好的性格；另一方面，让宝宝能在玩耍的同时得到身体锻炼以增强体质。建议爸爸妈妈们将各种活动和锻炼方法轮流安排，这样可以保持宝宝高度的积极性和兴趣。爸爸妈妈们还要注意保证宝宝每天都有一定时间的户外活动，让宝宝接受日光照射、呼吸新鲜空气。

早期教育

这个时期的宝宝好学好问，爸爸妈妈们要因势利导，耐心地回答宝宝的提问，尽可能给予宝宝解答。这个时期需要培养宝宝的学习习惯、想象与思维能力，让宝宝具有良好的心理素质。在幼儿园，老师会有规范的学前教育，如唱歌、绘画、剪贴、搭积木、做模型以及做游戏等；在家里，爸爸妈妈们也可以通过给宝宝讲故事、让宝宝看学前电视节目、鼓励宝宝接触周围的人和物以及到植物园、动物园、博物馆参观游览等多种多样的活动使宝宝增长知识。要让宝宝做到多看、多听、多摸，尽量让多种感觉器官协调活动。需要注意的是，爸爸妈妈们要避免抽象理论的灌输和枯燥的道德说教，并且要重视宝宝的语言训练；避免让宝宝长时间坐在家里，要鼓励宝宝多去室外活动，认识屋子外面的世界；避免强迫宝宝过早地接受正规的文化学习，以免拔苗助长。

疾病预防

这一时期，爸爸妈妈们要利用好宝宝体质增强的时机，尽可能根治一些疾病。防病的根本措施在于加强锻炼、增强体质。同时，也要注意调摄寒温，不要给宝宝衣着过暖，否则会降低宝宝对气候变化的适应能力。这一时期仍然要调节饮食、避免意外、讲究卫生。对幼儿期患病未愈的宝宝要抓紧调治；对于反复呼吸道感染的宝宝，要辨证调补、改善体质、减少发病；对处于哮喘缓解期的宝宝，要扶正培本、控制哮喘发作；如果宝宝有厌食，需要调节饮食、健脾助运、增进食欲；对患有疳积的宝宝采取食治、药治兼施的方法，健脾开胃，促进生长发育。在这个时期，爸爸妈妈们每年要带宝宝进行 1~2 次健康体检，筛查与矫治近视、龋齿、缺铁性贫血、寄生虫等常见病，进而继续监测宝宝的生长发育情况。

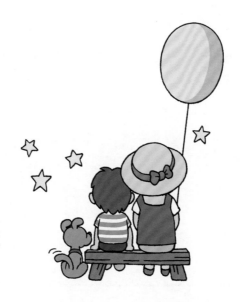

保健套路

过敏体质的小儿若防护不当，此阶段易发生过敏性疾病。

防过敏保健套路

1. 清肺经: 64 次, 8×8 拍, 快速 (图 4-29)。

2. 清脾经: 64 次, 8×8 拍, 快速 (图 4-30)。

3. 揉迎香: 64 次, 8×8 拍, 快速 (图 4-31)。

4. 擦胸骨: 来回为一次, 32 次, 4×8 拍, 慢速 (图 4-32)。

5. 揉乳根、乳旁: 各 64 次, 8×8 拍, 快速 (图 4-33)。

6. 按弦搓摩: 32 次, 4×8 拍, 慢速 (图 4-34)。

7. 揉肺俞: 64 次, 8×8 拍, 快速 (图 4-35)。

8. 捏脊: 3 遍, 使皮肤微微发红 (图 4-36)。

扫我看视频

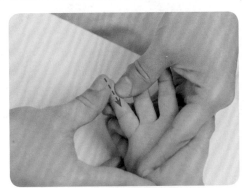

图 4-29　清肺经

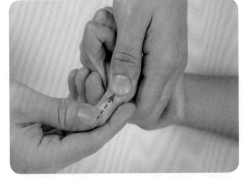

图 4-30　清脾经

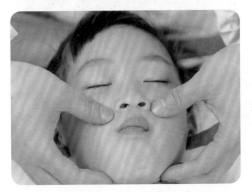

图 4-31　揉迎香

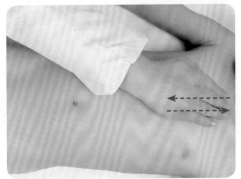

图 4-32　擦胸骨

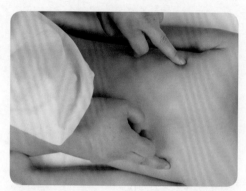

（1）乳旁　　　　　　　　　　　　（2）乳根

图 4-33　揉乳根、乳旁

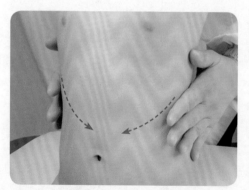

图 4-34　按弦搓摩

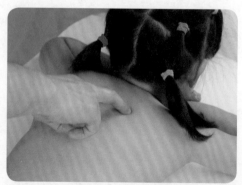

图 4-35　揉肺俞

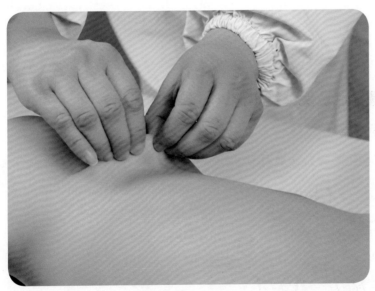

图 4-36　捏脊

✳✳✳ 学　龄　期

学龄期是指 7 周岁后至青春期来临（一般为女 12 岁，男 13 岁）。

保健要点及保健推拿建议

全面发展

学龄期的孩子处于发育成长的重要阶段，学校和家庭的共同教育是孩子健康成长的必要条件。一方面，爸爸妈妈们要言传身教，通过自己的言行举止引导孩子，对孩子既不能娇生惯养、姑息放纵，也不能操之过急、打骂逼迫，要以正确的教育方法培养孩子，努力让孩子沿着正确的培养目标发展，继而造就孩子目标远大、道德高尚、有责任感、遵守纪律、团结友爱、自强自重的优良品质；另一方面，爸爸

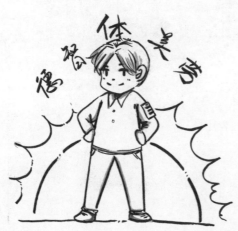

妈妈们要保证孩子的膳食营养充分而均衡，以满足孩子体格生长、心理和智力发展、学习和运动等需求。爸爸妈妈们要鼓励孩子每天进行户外活动和体格锻炼，多参加系统的体育活动和一定的劳动。要让孩子生动、活泼、主动地学习，促进其创造性思维的发展。这个时期的孩子需要足够的自主学习空间和必要的活动时间，爸爸妈妈们不要给孩子过大的压力，也没有必要让孩子过早加入补习班的行列。爸爸妈妈们需要在这个时期培养孩子不吸烟、不饮酒、不随地吐痰等良好习惯，加强素质教育，使其日后能够成为德、智、体、美、劳全面发展的有用人才。

疾病预防

虽然说这个时期宝宝患病率进一步降低，但也有这一时期的好发疾病，爸爸妈妈们要注意预防和治疗，要重点注意宝宝情绪和行为的变化，避免宝宝思想过度紧张，减少宝宝精神行为障碍的发生。近年来，小学生中屈光不正、龋齿发病增多，爸爸妈妈们要在平时注意观察宝宝的坐、立、行姿势，若发现宝宝的姿势不正确，应及时矫正；让宝宝养成餐后漱口、早晚刷牙、睡前不进食的习惯，以降低龋齿的发生概率。一些疾病如哮喘、风湿热、过敏性紫癜、急性肾小球肾炎、肾病综合征等在这一时期发病率高，要预防和及时治疗各种感染、避开污染环境、远离过敏原。

保健套路

保护视力

都说眼睛是心灵的窗户，眼睛的重要性毋庸置疑，随着宝宝的成长，需要用眼的地方越来越多，读书、看动画片、玩电脑……如今的娱乐活动日益丰富，眼睛的负荷也越来越大，所以我们更要重视宝宝视力的保护。

防近视保健套路

1. 揉攒竹：64 次，8×8 拍，快速（图 4–37）。

2. 揉睛明：64 次，8×8 拍，快速（图 4–38）。

3. 揉天应：64 次，8×8 拍，快速（图 4–39）。

4. 揉太阳：64 次，8×8 拍，快速（图 4–40）。

5. 揉四白：64 次，8×8 拍，快速（图 4–41）。

6. 揉风池：64 次，8×8 拍，中速（图 4–42）。

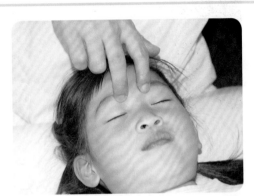

图 4-37　揉攒竹

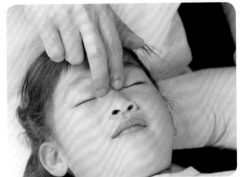

图 4-38　揉睛明

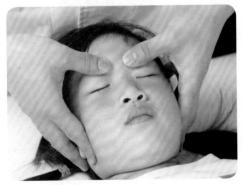

图 4-39　揉天应

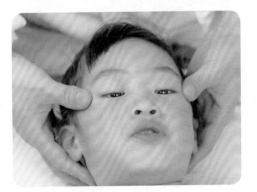

图 4-40　揉太阳

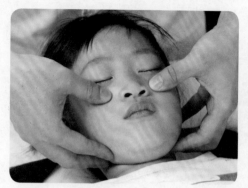

图 4-41 揉四白

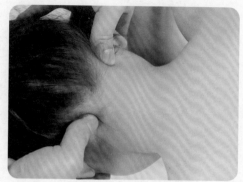

图 4-42 揉风池

推拿小贴士

　　6岁以上的儿童，随着身体的发育，全身的经络和穴位（部）也在变化发展。其经络系统发育日趋完善，推拿方法也不仅限于小儿特色穴位（部），而是加入更多成人推拿的内容，例如点穴手法、关节活动类手法等。